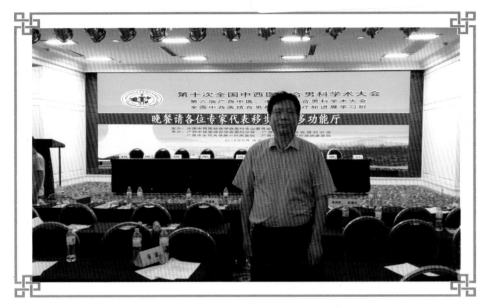

笔者参加第十次全国中西医结合男科学术大会

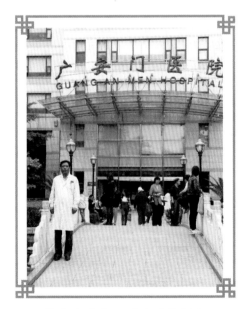

笔者在广安门医院进修留念

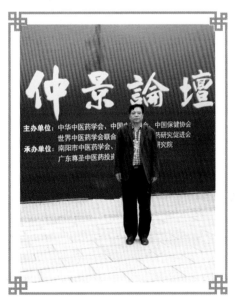

笔者参加第四届仲景论坛

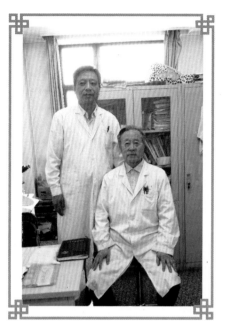

笔者拜贾金铭教授为师

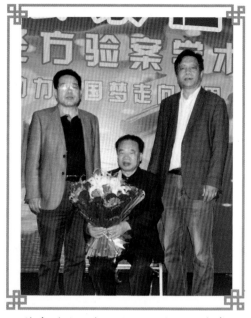

笔者（右一）拜师国医大师、成都
中医药大学祝之友教授

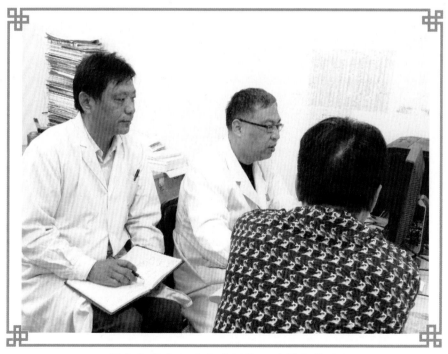

笔者在广安门医院跟师马卫国博士学习

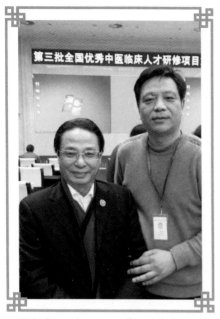

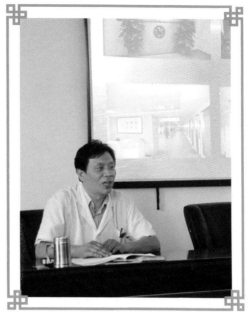

笔者参加第三批全国优秀中医临床人才研修项目第四期培训，与国医大师孙光荣教授合影

笔者在南阳医专第二附属医院进行学术讲座

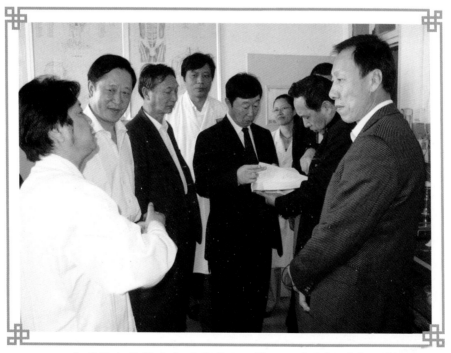

中国社会科学院中医药事业国情调研专家组到南阳医专第二附属医院进行调研，左四为笔者

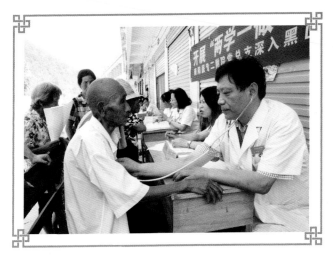

笔者下乡为群众义诊

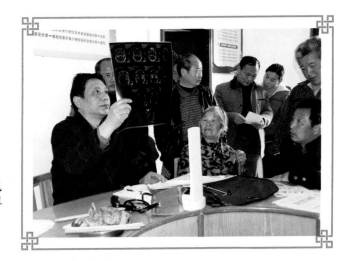

在精准扶贫期间，笔
者为内乡县贫困村群
众义诊

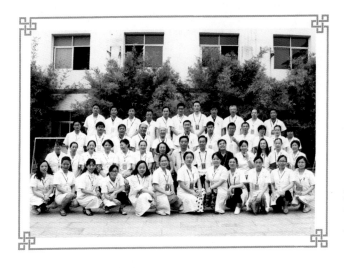

2016年南阳考区实践技
能考官合影留念，前第
二排中为笔者

国家中青年名中医

中青年临床家丛书

忽中乾

忽中乾 主编

中青年中医临床家医案医论精选

『中医黄埔军校』学员临证经验选粹

『全国优秀中医临床人才』研修项目成果

总主编
杨建宇

中原农民出版社
·郑州·

图书在版编目（CIP）数据

国家中青年名中医·忽中乾／忽中乾主编. —郑州:中原农民出版社,2018.4
（中青年临床家丛书）
ISBN 978 - 7 - 5542 - 1854 - 9

Ⅰ.①国… Ⅱ.①忽… Ⅲ.①临床医学-经验-中国-现代
Ⅳ.①R249.7

中国版本图书馆 CIP 数据核字（2018）第 036521 号

国家中青年名中医·忽中乾

GUOJIA ZHONGQINGNIAN MINGZHONGYI · HUZHONGQIAN

出版:中原农民出版社

地址:河南省郑州市经五路 66 号　　　　**邮编:**450002

网址:http://www.zynm.com　　　　**电话:**0371 - 65751257

发行单位:全国新华书店

承印单位:新乡市豫北印务有限公司

投稿邮箱:zynmpress@ sina.com

医卫博客:http://blog.sina.com.cn/zynmcbs

策划编辑电话:0371 - 65788653　　　　**邮购热线:**0371 - 65724566

开本:710mm×1010mm　　1/16

印张:12　　　　**插页:**4

字数:204 千字

版次:2018 年 4 月第 1 版　　　　**印次:**2018 年 4 月第 1 次印刷

书号:ISBN 978 - 7 - 5542 - 1854 - 9　　　　**定价:**35.00 元

本书如有印装质量问题,由承印厂负责调换

编　委　会

内容提要

　　本书是"全国优秀中医临床人才"忽中乾教授的临床经验总结。

　　忽中乾教授从事中医临床工作 30 多年，有扎实的理论功底和丰富的临床经验。

　　本书共有四部分内容，即杏林男梦、医案精选、医话心得、学术立论。本书记叙了忽中乾教授觅足杏林之道、追求大医精诚、怀揣医学男梦的业医之路和学术特点，选择了作者在第三批全国优秀中医临床人才研修项目阶段诊治的医案、读书心得和 1 项获奖成果等。全书概括了忽中乾教授勤求古训、励志杏林的远大理想及在中医男科领域取得的丰硕成果。

目 录

第一章　杏林男梦

在微信里，我有一个励志的昵称：杏林男梦、大医精诚。杏林是中医学界的代称，人们用"杏林"称颂医生，医家以"杏林中人"自居；大医要"精"于医术、"诚"于品德。选用这样的称号，以表达我对中医事业及男科的挚爱和追求。

1984年，我从河南云阳中医中药学校毕业，当时我仅是一名不起眼的医学中专生，参加工作后，我常被同行瞧不起，就连自己也没有自信。为了追求人生目标，我刻苦钻研医学专业技术，不断严格要求自己、提升自我，一边工作一边继续深造，攻读医学专科、本科，并顺利完成学业。学有所成之后，尽管有人称赞我德医双馨、中医男科"保护神"等，但我觉得那都是身外之物。我的座右铭是大医精诚。作为医生，看到一个个濒临绝境的生命被奇迹般救活，我欣喜不已；作为一名中医男科主任医师，给他人家庭带来幸福，让那些因患男科疾病而闹离婚的夫妻破镜重圆，则是我人生最欣慰的事。

一、觅足杏林之道

我出生在河南省南阳市官庄工区（原南阳县）忽桥村，父亲是一名赤脚医生，外公也是当地一位名医。为了救助患者，他们每天起早贪黑，风里来雨里去，毫无怨言，对于条件贫困的患者，还经常免收医药费，受到十里八村群众的赞誉。耳濡目染，在我幼小的心灵里，充满了对医生的尊敬和崇拜。

（一）伯父离世，立志从医

虽出生在医学世家，但真正让我下定决心走医学道路的是那年伯父的因病离世。

由于家境贫寒，伯父未能成亲，却对我这个大侄子关爱有加、悉心照顾。我记得，伯父每次外出回来总给我带一大堆好吃的，他视我为亲生儿子一般。我们朝夕相处，在伯父的关爱下，我度过了一个美好的童年。

伯父平素勤奋，养牛种菜，积劳成疾，患有严重的类风湿关节炎，每逢下雨变天，就疼痛难忍，痛不欲生，失去劳动能力。随后体质越来越差，多病缠身，后因疮疡久治不愈感染发展为脓毒血症。我父亲的招都用完了，又请公社卫生院的"专家"，还是无效，最后因败血症致全身脏器衰竭，撒手人寰，生命定格在40岁。那年，我正读高中。

伯父下葬后，我跪在他的坟前哭了两个多小时。当晚，蜷缩在被窝里，我泪湿枕巾，心想如果父亲和周围的医生技术再高超一些，给伯父的治疗再给力一些，他或许不会死。此时此刻，我才真正理解，一名医技高超的医生对患者的生命有多重要。于是，我决心从医，立志做一个比父亲医术高超的名医，我要救治更多像伯父一样的患者，不让他们的家人像我一样，因失去亲人而悲痛不已。

之后，我回到自己家中，开始努力读书，立志考取医科大学，做一名救死扶伤的好医生。由于父母在家中开有诊所，我星期天或节假日回来，帮母亲忙完家务后，便坐在父亲身边学习，看他针对不同患者的病情，如何把脉、开处方、抓药等。时间久了，我看懂了父亲处方上的不同药名及药物搭配，便帮他给人抓药。

（二）志向医科大学，却入中专卫校

在学习上，我肯下功夫，在班里成绩一直不错，班主任老师对我期望很大。高中对我来说尤其重要，那几年，我几乎每天挑灯夜读，为的就是考上一所重点大学圆我医学梦。高考前，我内心很激动，我的梦想是考取北京中医药大学或河南中医学院，每每想到这些，我都激动得无法入眠。

谁知，天意弄人，我高考发挥失常。分数下来后，我傻眼了，泪水决堤而出，无法接受这一事实。接连几天，我茶不思饭不进，终日闷闷不乐，人也消瘦了许多。父亲看在眼里，疼在心上。一天晚上，他把我叫到跟前，语重心长道："今天的失败激励着你明天的成功，考不上好的医学院就上一个差点的卫校，只要是学医，就能成就自己的梦想。作为一个医者，只要时刻铭记'大医精诚'这四个字，足矣！"我知道父亲说的"大医精诚"出自唐代医药学家孙思邈，父亲引用孙思邈的经典之言来激励我、安抚我，我理解他的用心良苦。此后，我振作了起来，并把"大医精诚"作为我人生的座右铭。

1981年，我进入了不太理想的中专学校河南云阳中医中药学校，从此便觅足了杏林之道。我坚信这只是我梦想的起航。环境不重要，关键靠自己努力。从踏进学校的那天起，我就立下誓言，不学出个名堂，我无颜面对父母，更愧对天堂的伯父。

进入学校，还未来得及熟悉和感受校园青春激昂的氛围，我就开启了疯狂的学习模式。早上五点半，室友还都在呼呼大睡，我就起床来到操场上复习专业知识。晚上，大家都在热闹的校园里挑选自己喜欢的社团，而我则抱着书躲在图书馆。也许由于我的格格不入，同学们都用异样的眼光看我，他们认为我是个"书呆子"，有谁刚进入大学就这样没日没夜地学习。我并不在意同学们的嘲笑和质疑，只坚信我的梦想。

（三）勤能补拙，芝麻地里读经典

暑假回到家中，除了帮父亲抓药，空闲时我就学习专业知识。由于白天家中前来就医的患者很多，不利于读书学习，我便独自到村庄外面的芝麻地里背诵经典。夏天烈日炎炎，烤得我浑身发烫，但我觉得在这样的逆境中更能考验我的毅力，激励我的斗志。一个暑假通读了《伤寒论》10卷、22篇的全部条文，并熟练背诵了常用条文和方剂。夜晚，趁父母都睡后，我则拿着一摞专业书跑到药房，把这些药品一个一个地对照着专业书再学习一遍。

付出总有回报，在学校，每学期我都名列前茅。原来嘲笑我的那些同学也不再嘲笑我是个"书呆子"了，而是一个个向我竖起了大拇指。

二、追求大医精诚

医道是"至精至微之事"，习医之人必须"博极医源，精勤不倦"，"凡大医治病，必当安神定志，无欲无求，先发大慈恻隐之心，誓愿普救含灵之苦"。在漫漫历史长河中，扁鹊、华佗、孙思邈、李时珍等一代先师博学至精、诚心济世，诠释着"大医精诚"的真谛，为后世习医者和老百姓所敬仰。崇尚先师，精医诚德，当为我辈一生不懈的追求。

（一）修改老师处方，初见成效

1984年7月，毕业后的我被分配到南阳县金华乡卫生院做见习医生。其间，一位长期发热的中年男子，来找带我的当地名老中医李老师看病。李老师根据他的病情诊断为"阴虚发热"，开出了"青蒿鳖甲汤"的常用处方，而我和其他见习医生一样，坐在一旁，认真地记录患者病情。一诊、二诊、三诊，李老师每次都是按照上述的诊断和处方对患者进行治疗，可患者的发热仍然没有退掉，持续三周之多。尽管病情未减轻，但怀着对老中医的信任，患者仍然继续找李老师求治。这一次患者又来了，刚好李老师不在，患者要求我还把李老师原来用的药再复制一遍。我翻开笔记，认真看了他的病情记录，仔细询问了患者发热的原因，得知是由于麦收季节忙碌后出现发热症状，且经常疲倦、动则汗出等，我判断患者应是气虚发热，而不是阴虚发热。于是，我未征求李老师的意见，果断把处方改为补中益气汤。三天后，中年男子的发热彻底清退。李老师得知后，不但没有批评我，反而夸赞我学以致用，辨证准确，师故不泥古。这也是我出道后第一次用自己的观点解决临床上遇到的疑难问题，为我以后发展自己的学术思想、坚定自我信念开了个好头。

（二）用中医药疗法收获人生的第一面锦旗

刚上班半年，在门诊上遇到了一位下肢痿证患者，来自汉冢乡三八村，家人用板车把她拉到医院找我就诊。当时医疗条件还不发达，我自己也没多大把握。我尝试采用中医的疗法：针灸、中医辨证等措施，对她进行了两个多月的治疗。经过一段时间的治疗，她能站起来走路了，她和家人激动得相拥而泣。在村支书的带领下，她们一家及街坊邻居敲锣打鼓排着长队，步行四五公里到医院致谢，还特意为我送来一面锦旗，上面写着："救死扶伤，医德高尚。"这是我从医以来，收到的第一面锦旗。在此后的从医生涯中，也收到很多面锦旗，但这一面最为珍贵，至今我仍然收藏，因为刚踏上从医之路就有收获，更因为这个收获是中医药赐予的。

（三）艾滋病项目创建了一所中医院

1996 年至 2005 年，我在南阳市宛城区卫生学校担任校长期间，负责河南省中医药治疗艾滋病项目。宛城区是艾滋病潜伏患者的高发区，辖区内有 400 余名艾滋病并发症患者。我们认真组织，积极工作，充分发挥中医药在艾滋病治疗中的优势，辨证论治，扶正祛邪，有效地改善了患者的生活质量，延长了患者的生存时间，取得了良好的效果。我带头诊治患者，观察疗效，总结经验，先后发表有关中医药治疗艾滋病的学术论文 5 篇，申报并获得南阳市科学技术进步奖。由于工作组织有序，成效显著，宛城区成为全国学习的典范。2005 年 3 月，全国中医药治疗艾滋病现场观摩会在南阳市宛城区召开，宛城区作为先进代表在会议上发言。由于宛城区卫生学校在河南省中医药治疗艾滋病项目工作中，充分地展现中医药实力，使得其附属医院荣升为一所正规编制的区级中医院，填补了宛城区没有中医院的空白。

（四）主管业务，充分发挥中医药优势

因工作需要,2005年我调入南阳医学高等专科学校(简称南阳医专)担任副院长,主管业务。一到任,我便提出了"大力发展中医药特色,强化专科专病建设,积极推进医疗核心技术"的发展思路,医院中医药事业取得了显著的成效。医院中医药文化氛围浓厚,专业人才济济,整体实力雄厚,科室设置齐全,专业分类明晰,治疗手段多样,汤剂、颗粒、丸、散、膏、丹、洗剂等品种多样,药物、针灸、康复、推拿、熏蒸、拔罐、捏脊、穴位贴敷、手法整复等20多种项目应用于临床各科的治疗中;中医药治疗肿瘤、不孕不育、小儿疾病,针灸治疗小儿脑瘫、脑血管病等技术领先,疗效显著;组织中医类人员读经典、背方剂、青年医师跟师带徒活动,要求每人背读150首常用方剂、100条经典条文。中医药参与治疗疾病的比例达到95%以上;医院在应用中医药抢救治疗急危重疾病方面进行了大胆的探讨,取得了一定的效果。高热神昏患者的中药鼻饲,肺功能障碍患者的灌肠通腑,肾功能障碍、尿毒症患者的解毒、利尿,针灸点穴的开窍醒神、麻醉止痛等中医药疗法广泛应用于ICU(重症加强护理病房),起到了积极的作用。

在综合全市专业技术发展的基础上,结合医院实际,医院结合了中西医结合治疗重症胰腺炎,腹腔镜、宫腔镜技术配合中药在外科、妇产科的应用,自体干细胞移植配合中药治疗股骨头坏死,PPH(吻合器痔环技术)配合中药治疗直肠、肛管疾病,脑卒中的中西医抢救治疗,心肌梗死、心力衰竭的中西医抢救治疗,针灸治疗"三瘫",耳鼻喉的内窥镜配合中药诊疗技术,臭氧消融配合中药综合治疗椎间盘突出,放射介入技术配合中药治疗肿瘤等16项核心技术,努力实现中西医技术的有机结合,形成"人无我有,人有我精"的特色,形成品牌效应,成为医院的支柱科室和两大效益的增长点。

西医能解决的问题我们能解决,西医不能解决的问题我们靠中医也能解决。姬付玉,南阳市某旅行社金牌导游,2010年春节前带团赴海南旅游途中,因为急性病毒性脑炎,飞机中途降落在长沙而备受社会及媒体关注,在湘雅医院治疗1个月,高热、昏迷等症状不见好转,专家建议由中医参与治疗。家属通过南阳媒体慕名请我院收治,我院连夜派车从长沙接回,并成立包括我在内的救治小组,

应用清热解毒、醒神开窍等中西医结合疗法治疗1周后，患者全身状况逐渐好转。1个月后，患者开始苏醒，能自行吃喝，中医药的优势得以充分体现，后通过补益正气等辨证施治方案连续治疗3个月，金牌导游在媒体的簇拥下康复出院，创造了一个中医药救治危重疾病的奇迹。

（五）珍惜机遇，圆满完成"第三批全国优秀中医临床人才研修项目"的研修任务

我是一个特别喜欢挑战的人。2012年9月，第三批全国优秀中医临床人才研修项目在全国范围遴选，这是中医界的黄埔培训，选拔标准高，考试要求严，入选比例低，省直医院、高校医院、高学历人员有优势，对我们基层医院特别是基础学历较低的临床医生来说是一个严峻的挑战。尽管如此，我还是充满自信，勇于挑战，因为我有平时勤奋学习的积淀，更有敢于叫板的勇气。机会总是留给有准备的人，通过层层选拔，我如愿以偿地被选拔为第三批全国优秀中医临床人才研修项目学员，开启了我人生一次重要的提高中医水平的航程，这也是全国为数不多的中专起点基层医生实现跨越的高端研修平台。

我非常珍惜来之不易的高水平研修机会，读经典，做临床，拜名师，收获很大。坚持每周一、周五在门诊坐诊，深入病区进行会诊、查房，年诊治患者3 000余人次。共参加国家中医药管理局的集中培训6次，总结并提交医案60篇，研读经典专著20部，撰写学习心得30篇，共计3万余字；分别拜国医大师北京中医药大学孙光荣教授、国医大师成都中医药大学祝之友教授、北京广安门医院博士生导师贾金明教授、博士后马卫国教授为师，在中国中医科学院广安门医院跟师学习男科2个月；撰写结业论文1篇1万多字、策论1篇3 000字、科研设计方案1项，不断从经典、经方和老师的经验中汲取理论和精髓，努力夯实自己的理论功底、提高临床诊疗水平，最终圆满完成了第三批全国优秀中医临床人才三年研修计划，顺利通过国家中医药管理局组织的结业考试和论文答辩。

一分耕耘，一分收获。正是靠着深厚的积淀，我获得了"南阳市学术技术带头人""南阳市第六届专业技术拔尖人才"等称号，并分别担任中国中医药研究

促进会仲景医学分会副主任委员,河南省中医男科、中医糖尿病科学术专业委员会常务委员和南阳市仲景学术专业委员会、内科专业委员会副主任委员。连续6年参加国家中医类别执业医师实践技能考试南阳考区的执考工作,并分别担任主考官、指导考官和河南省首席考官。

（六）学以致用，善用经方

最令我难忘的是,2015年大年初二,我到姑父家探亲。一进门,我看到他半卧在床上,气喘吁吁,腹肿如鼓,两腿肿得直向下滴水,腿下接了个水盆,人已奄奄一息。

屋外,几个邻居正在为他准备后事,近门亲属也在做最后的告别。姑妈及表兄弟姐妹见我到来,未语泪先流。看到这一幕,我心中一颤,回想起伯父当年离世的一刻。

经了解,姑父患的是心肌病,心脏功能严重衰竭,已到了晚期。

"为啥不送姑父去医院?"我问道,姑妈含泪回答:"今年已经在市中心医院住了5次院了,白蛋白也输了很多,就不见好转,越治越重,医生也告诉我们没有任何希望了。"这时,床上的姑父用尽最后的力气,说:"别瞎折腾了,为了我,家里的钱早已花光,死了也好,不用给儿女们添麻烦。"姑父早已绝望,但救死扶伤是我的职责,更何况他是我至亲的人。当时,我的脑海里只有一个念头:不能让我姑父就这样死去。我毫不犹豫地拨通急救电话,把姑父送到了我所在的医院。谁知医院看到姑父生命垂危,不愿意接受。我只好担保,患者出现任何问题,由我承担责任,西医没有办法,咱用中医上阵,医院这才接收。于是,我开始亲自为姑父制订诊疗方案,中医为主,西医辅助。患者虽然面色浮红,仍辨证为心阳衰竭,虚阳上越,使用张仲景的真武汤合参附汤加减,并且大剂量使用附子。1周后,奇迹发生了,姑父身上的水肿开始逐渐消退,精神状态也逐渐好转,已能下床活动。正月十五,姑父身体各项指标基本恢复正常,一家人高高兴兴地回家过了元宵节,随后又间断按上方服用半年,身体状况趋于正常,已能骑自行车走街串巷。此后,姑父逢人便称:"是侄子给了我第二次生命!"

我的中医辨证治疗使得姑父起死回生,震撼了整个医院,就连我院资深老中医刘海良也连连称道:"不可思议。"

三、怀揣岐黄男梦

在医院"院有专科,科有专病,人有专长"的专业发展思路指导下,我选择了中医男科专业。从此我严格要求自己,钻研中医男科知识,参加全国各类中西医男科学术会议,脚踏实地地做好男科疾病的诊疗工作,努力追逐男科事业的梦想。

（一）刻苦钻研，探索男科疾病特点

专业目标明确后,我汲取众人之长,刻苦钻研专业技术知识,不断提高自己的学术水平,在长期的临床实践中,对中医男科形成了自己独到的见解。

对男性不育疾病的治疗,我总结了一套补益脾肾、养血活血、清热利湿辨证的体系,擅长应用"五子衍宗丸"等"子类"药物、淫羊藿等二线温热药和鹿角胶等血肉有情之品,并取得良好效果。我尊崇张景岳"善补阳者,必于阴中求阳,则阳得阴助而生化无穷;善补阴者,必于阳中求阴,则阴得阳升而泉源不竭"的理论,组方遣药长于阴阳互补,相互促进。

对慢性前列腺炎(CP),我概括了湿浊侵袭、瘀血阻滞、热毒内蕴、阳气不化、肾气亏虚的病因病机,探讨出了化浊祛瘀解毒、通阳化气、补益肾气的内治及活血化瘀、解毒散结的外熏疗法。

对勃起功能障碍(erictile dysfunction,ED)的研究,我从"阳气不振、肝郁不疏、宗筋失养"的理论体系出发,冲破传统温补肾阳治法的圈子,以升阳、解郁、润津为主法,采用经方麻黄附子细辛汤合四逆散加葛根、石斛为主方,并结合临床兼证进行治疗,配伍精妙,从本论治,疗效持久,不良反应小。

2014年10月,在北京市男科专业学术年会上,我应用麻黄附子细辛汤合四逆散加味治疗勃起功能障碍的做法受到了专家们的关注。专家在评价中称道："忽中乾在辨证用药方面突出了仲景学说和中医药特色,拓展了经方在男科方面的应用,突破了中医药目前单一温补肾阳治疗勃起功能障碍的传统方法,敢于创新,无愧于仲景故里的中医名师。"近年来,我应用这些疗法解决了200余对家庭的生育困难问题,为数以千计的男性患者带来福音。

（二）用经方治疗男科疾病，荣获南阳市科学技术进步奖一等奖

　　读经典,用经典。这些年来,我在专业上善用经方治疗疾病,包括男科疾病也多使用经方进行治疗,如用四逆散、麻黄附子细辛汤、小柴胡汤治疗阳痿,用桂枝茯苓丸、肾气丸治疗前列腺增生,用柴胡加桂枝龙骨牡蛎汤治疗前列腺炎等。2014年申报的"麻黄附子细辛汤合四逆散加味治疗勃起功能障碍的临床研究"项目荣获南阳市科学技术进步奖一等奖,这也是近年来南阳市中医类科研成果获得的最高奖项。专家给予了很高的评价:本课题突出仲景学说和中医药特色,治病求本,疗效显著、持久;拓展了经方在男科病方面的应用,扩大了麻黄附子细辛汤及四逆散的适用范围;突破了中医药目前单一温补肾阳治疗阳痿的传统方法,以升阳、解郁、润筋为大法,结合临床兼证进行个性化治疗;有效解决了男科疾病及因男科疾病而造成的家庭和社会矛盾,具有一定的创新性、实用性、科学性和推广价值。获得市级成果奖一等奖后,我在2014年申报的"解郁启阳润经法治疗勃起功能障碍的临床研究"项目又被列入河南省中医药科学研究专项课题,并获得3万元的资助,成为南阳市科技局、中医药管理局等业务部门的专家库成员,多次参加市级科技成果、专项检查的评审工作。

（三）治愈男科疾病，为患者送福音

由于不断创新，疗效显著，医院中医男科的业务拓展到周边省市，一些外省的患者纷纷慕名前来求医。

2012 年 6 月，河北一对夫妻，苦心求子，不远千里跑到南阳就诊。这对夫妻 7 年不育，丈夫患有严重的勃起功能障碍疾病，在全国各地奔波求治，曾做过 2 次试管婴儿，花费十多万元，却难求一子。眼看过了适宜生育年龄，夫妻两人经朋友介绍，怀着最后一线希望找到了我。通过半年的中药治疗，丈夫的功能得到了有效的改善，妻子也如愿以偿地得以受孕。

38 岁的谢某，结婚 8 年，一直未能生育，伴有精神倦怠，腰膝酸软，乏力懒言，每逢冬季畏寒怕冷，结合相关检查，我诊断其为肾阳亏虚、肾精不足型少弱精子不育症，使用五子衍宗丸加味，并嘱其减轻压力，树立信心，积极配合中药治疗。半年后谢某妻子怀孕，并于翌年顺产一男婴，一家三口在孩子百天时还专程来南阳表达谢意，激动地说："忽专家，您不知道我背负着多么大的精神压力啊！我已经下定决心，这次来南阳再治不好，我们就要离婚了！您挽救了我们全家，您是我们的恩人啊！"

2014 年 10 月初，南召县丁老先生专程赶到医院给我送来感谢信和喜糖，赋藏头诗一首"祝忽中乾院长全家幸福"以表感谢，称道："忽专家真乃神医，盼孙六载终如愿。"原来，他的独生儿子结婚 6 年未生育，多家医院检查治疗发现，儿媳生育功能正常，问题出在儿子身上，吃药无数，花钱数万，就是无效果。2014 年 7 月底，丁老先生领着儿子找到了我求治。经询问得知，患者性格孤僻，结婚前有不良生活史，结合实验室检查，诊断为气滞血瘀型精少不育症，治以疏肝理气、活血化瘀，使用少腹逐瘀汤合桂枝茯苓丸加减，通过十余次就诊，口服中药不到 60 剂，儿媳检查已怀孕且胚胎发育正常。

（四）矢志不渝，攀登中医男科新高峰

随着社会节奏的加快，越来越多的男性因为生活压力大、精神压力大而导致性功能障碍和不育，男科疾病的发病率逐年提高，且呈年轻化趋势，甚至一些家庭因婚后男科疾病导致濒临破碎，男科疾病的诊治任重道远。

而今，中医药迎来了良好的发展机遇，国家重视中医，百姓喜欢中医，从事中医的人们感到无比的自豪，中国正将中医学推向世界，习近平总书记指出："中医药学凝聚着深邃的哲学智慧和中华民族几千年的健康养生理念及其实战经验，是中国古代科学的瑰宝，也是打开中华文明宝库的钥匙"，屠呦呦的中药研究成果荣获诺贝尔奖，给中医人增添了自信。

中医药健康服务已纳入国家经济发展战略，近年来随着社会环境的变化，人们生活工作压力增加，男性不育和勃起功能障碍患者越来越多，且呈年轻化趋势，对男性的健康生活或家庭造成一定的困扰。化学药品疗效不持久，毒副作用较大。中医药参与治疗男科疾病的研究已成为健康服务保障的重要课题。

目前，我正在与南阳医学高等专科学校基础实验室合作，进行新的科研项目，将勃起功能障碍治疗转移到小白鼠身上进行试验研究，以期扩大男科疾病治疗的科研成果。我将一如既往地加强学习，钻研业务，深入实践，借助河南省中医药科学研究专项课题，加强科研项目推广，积极与药厂合作，制作固定剂型，在医院规范使用，在此基础上积极创造条件，申请相关专利，进一步提高男科疾病的诊治水平，解决患者痛苦，提高家庭幸福度，促进社会和谐。

路漫漫其修远兮，吾将上下而求索！

第二章 医案精选

一、内伤杂病

医案 1：风咳（咳嗽变异型哮喘）案

李某,女,1962 年 2 月 17 日出生,汉族,农民,南阳市官庄工区岳庄村人。以"反复呛咳 2 月余"为主诉求治。

患者平素体健,3 年前在外地一餐厅打工,闻嗅餐厅呛味后,即感咳嗽,呈阵发性发作,无痰或少痰,时有喘息,虽多方治疗,但疗效欠佳。阵发性咳喘迁延半年始治愈,给患者带来了极大的痛苦。2 年前因感冒又诱发阵发性咳嗽,迁延半年有余。2 个月前复因感冒导致阵发性咳嗽,随即在当地诊所和医院进行治疗,连续输液 1 个月仍未见效(所输药物不详),遇冷空气或异味加重,患者担心又会呛咳半年,心理压力较大。多方打听,到我院求治。

初诊(2014 年 3 月 21 日):患者表情痛苦,精神倦怠,咳声不断,干咳、阵咳、呈刺激性咳嗽,无痰或痰少而清,时有喘息,咽痒做咳,遇冷空气或异味加重,反复发作,影响饮食、睡眠,甚或导致遗尿,无恶寒发热,大便正常。舌质淡红,苔薄白,脉弦。X 线检查两肺清晰无异常,否认药物过敏史。中医诊断为风咳,证属风邪犯肺。西医诊断为咳嗽变异型哮喘。治以疏风宣肺,缓急止咳。

处方:生麻黄 6g,桂枝 10g,杏仁 15g,蝉蜕 10g,细辛 6g,紫菀 15g,前胡 15g,枇杷叶 10g,半夏 15g,白芍 20g,五味子 15g,生姜 15g,大枣 6 枚。7 剂,每日 1 剂,水煎 500ml,分 3 次口服。

特殊医嘱:避免风寒和油烟等异味刺激,注意锻炼身体,禁烟酒和辛辣刺激食物。

二诊(2014年3月28日):患者服上方7剂后,病情未发生变化,仍反复咳嗽,并有喘息之象,对异味和冷空气敏感,言语多时咳剧,舌质淡红,苔薄白,脉弦。病虽未效,但仍辨证为风邪犯肺、气道挛急所致。仿晁恩祥教授所创苏黄止咳胶囊之方药。

处方:生麻黄6g,地龙20g,苏子15g,苏叶10g,杏仁15g,蝉蜕10g,牛蒡子15g,紫菀15g,前胡15g,枇杷叶10g,半夏15g,白芍20g,五味子15g。7剂,每日1剂,水煎500ml,分3次口服。

服上方后,电话告知,已不咳嗽。

【按语】咳嗽变异型哮喘是哮喘的一个类型,其特点是以咳嗽为主,不同于支气管哮喘以哮喘为主的特点,属于慢性咳嗽的范畴。一般咳嗽时间在8周以上,临床表现主要为刺激性干咳、剧烈且呈阵发性,常于夜间较重,冷空气、油烟、感冒可诱发或加重,此类患者常与过敏因素、慢性炎症以及气管敏感反应有关。

中医学对咳嗽的治疗多遵循《景岳全书》辨外感和内伤。外感咳嗽证型包括风寒袭肺、风热犯肺、风燥伤肺;内伤咳嗽证型包括痰湿蕴肺、痰热郁肺、肝火犯肺、肺阴亏虚。《礼记》载有"季夏行春令……国多风咳",至《诸病源候论》"一曰风咳,欲语言咳,言不得竟是也",《症因脉治》也有"伤风咳嗽,又称风咳"的论述。晁恩祥教授在临床观察及科研中,总结这一类咳嗽以咳嗽阵作、咽痒即咳、突发突止为特点,病性平和,具有风证的特点,从风论治,往往可见奇效,故提出"风咳"理论。风邪犯肺,肺气失宣,气管挛急是本病的核心病机。其病因属风邪为患,故症状体现一些风邪的特点。如咳嗽少痰、突发阵作、易因感冒而发,或因冷空气刺激而出现刺激性咳嗽。既为风邪为患,故可从风论治,疏风宣肺,缓急利咽。方中麻黄、地龙皆治咳喘之圣药,一温一寒,一宣一降,相得益彰;蝉蜕体轻性浮,入肺肝经,与麻黄、地龙配伍,疏散内风;地龙、蝉蜕虫药合用,增强解痉之效;苏子降气、苏叶散风,二药合用,降中有散;牛蒡子疏风止咳,利咽止痒;五味子、白芍酸甘化阴,润肺止咳,能舒缓气道之高反应,即所谓"肺欲收,急食酸以收之"。杏仁、紫菀、前胡、枇杷叶升降同施,宣肃肺气。初诊和二诊中应用桂枝、细辛可增祛风散寒之力,半夏更有止咳化痰之功。

综观全方,酸收之药与辛散之品相互配伍,既无敛邪之弊,又可制约辛温燥烈之性,一散一敛,相辅相成,符合"若因风者,辛平主之"之论,共奏"疏风宣肺,缓急止咳"之效。药证相符,效验立起,顽症风咳,两周而愈。

医案2:历节、热痹(痛风)案

徐某,男,1990年8月9日出生,南阳市宛城区人,学生。以右手食指指关节红肿疼痛反复发作 2 年,再发 1 个月为主诉求治。

患者一直在南方上学,气候潮湿,学业紧张,体态瘦高,营养缺乏,经常感觉腰膝酸软。两年前出现右手食指指关节红肿疼痛,遇阴雨天气症状加重,在当地医院检查显示,血尿酸指标高,确诊为痛风。连续服西药别嘌醇片 3 周后,关节红肿疼痛症状减轻,血尿酸指标降为正常,但停药 1 周后症状复发,血尿酸指标上升。1 月前患者又出现右手食指指关节红肿疼痛,继续用西药 1 周,症状稍有缓解,但出现腹泻、恶心、食欲减退等胃肠道反应,家长担心长期服用西药会造成胃肠和肝肾功能损伤,故求中医诊治。

初诊(2013 年 5 月 8 日):经查患者右手食指指关节红肿,并自述热痛、压痛明显,关节僵硬。伴见腰膝酸软,耳鸣眼花,小便黄浊,舌质红,舌苔黄腻,脉细数。查血尿酸 612μmol/L。中医诊断为历节、痹症,证属肝肾亏虚,湿热痹阻。西医诊断为痛风性关节炎。治以滋补肝肾、清热利湿。方用桂枝芍药知母汤合知柏地黄汤加味。

处方:桂枝 10g,白芍 20g,知母 15g,甘草 6g,黄芪 30g,黄柏 15g,生地黄 15g,山药 20g,山茱萸 15g,牡丹皮 15g,土茯苓 30g,泽泻 10g,忍冬藤 20g,川芎 15g,当归 15g,防己 15g。每日 1 剂,水煎 600ml,分 3 次口服。7 剂。

特殊医嘱:在服药期间,禁用啤酒及辛辣刺激食物,禁食海鲜等嘌呤含量过高的食物。

二诊(2013 年 5 月 15 日):服上方 7 剂后,食指指关节肿痛明显减轻,红热消退,腰膝酸软、耳鸣眼花等症状好转。效不更方,原方再进。

三诊(2013 年 6 月 8 日):上方又服 53 剂,两个月后食指肿痛、腰膝酸软等症状消除,舌脉等全身症状恢复正常,复查血尿酸 420μmol/L,属于正常范围。在治疗期间患者未出现腹泻、恶心、食欲减退等胃肠道反应。随访半年未复发。

【按语】痛风属于热痹、历节范畴,是长期嘌呤代谢障碍、血尿酸增高引起组织损害的疾病。其临床特点为高尿酸血症、特征性急性关节炎反复发作、慢性关节炎和关节畸形、痛风石性慢性关节炎并累及肾脏。痛风发病率高,治愈困难,且愈后易复发,产生多种并发症,严重危害人们的健康。常规西医治疗易出现症状反复。

中医认为,痛风多由肝肾不足,复感风湿,风湿流注于筋脉关节,阻滞气血,气血运行不畅所致。本案患者学业紧张,体态瘦高,营养缺乏,经常感觉腰膝酸软,为肝肾亏虚体质;一直在南方上学,气候潮湿,易感风湿热之邪。肝主筋,肾主骨,肝肾不足,筋骨失养;风湿热流注,阻滞气血,致使筋脉关节失去气血濡养,导致关节红肿热痛,僵硬不舒,缠绵难愈,发为本病。桂枝芍药知母汤具有祛风除湿、温经通络、滋阴清热之功,主治风湿历节;知柏地黄汤滋补肝肾、养阴清火,可解决肝肾亏虚之本。方中桂枝通阳宣痹、温经祛风,知母、白芍养阴清热,甘草和胃调中,芍药、甘草相配缓急止痛,黄柏既可养阴清火、又可清热利湿,生地黄养阴清热凉血,山药补益脾肾,山茱萸滋补肾阴、强筋健骨,牡丹皮清热凉血,土茯苓、泽泻渗利湿热,忍冬藤清热通络,当归、川芎养血活血,黄芪补气通络,防己祛风利湿。方药组合中又有黄芪桂枝五物汤、防己黄芪汤的配伍特点。诸药、诸方合用,清热利湿、滋补肝肾、通经活络,筋脉关节气血畅达,可使红肿热痛、腰膝酸软等症状得以解除、病症去除、高尿酸指标自然正常。

中药治疗痛风重在治本。本案患者滋补肝肾则筋骨强健,清热利湿则气血得畅、肿痛消除,故用桂枝芍药知母汤合知柏地黄汤加味治疗而收效,且无复发之虞。未用专降尿酸的药物而尿酸自降,真可谓方证合拍,诸证自除。

医案3:脾虚湿热口疮(口腔黏膜扁平苔藓)案

高某,男,1979年3月26日出生,公务员,南阳市卧龙区青华镇人。以"双侧口腔黏膜网状白斑半年余"为主诉求治。

患者平时体型偏胖,平时饮酒应酬较多,工作繁忙,压力较大。半年前感觉口腔黏膜粗糙、不适,随即发现双侧口腔黏膜网状白斑,面积逐渐增大,左侧较重,在市内某医院口腔科和口腔医院多次诊治,明确诊断为口腔黏膜扁平苔藓。医生告知患者西医对此病无特效疗法,需求中医诊治。患者通过上网查阅和他人介绍,认为本病缠绵难愈且有癌变的可能,故精神压力较大,急迫到我院求治。

初诊(2014年6月20日):查患者口腔颊部黏膜有网状白斑,局部形成白色斑块,斑块大者约2cm×2cm,左侧较右侧严重,白斑周围黏膜色较淡。患者自诉口腔黏膜粗糙、不适,疼痛、瘙痒不显著,每进辛辣刺激食物即有烧灼感。会阴部溃烂、瘙痒,全身疲乏,脘腹痞闷,便溏尿黄,舌质红,苔黄腻,脉滑数。中医诊断为口疮,证属脾虚湿热型。西医诊断为口腔黏膜扁平苔藓。治以补脾益气、清利湿热、养血活血。方用甘草泻心汤加味。

处方:生甘草30g,黄连10g,黄芩15g,干姜10g,半夏15g,生晒参15g,黄芪40g,土茯苓30g,苦参30g,生薏苡仁30g,白鲜皮15g,当归15g,丹参30g,桔梗6g。7剂,每日1剂,水煎500ml,分3次口服。

特殊医嘱:戒烟禁酒,禁食辛辣刺激食物,注意休息,保持良好心态。

二诊(2014年6月27日)：服上方7剂后，右侧口腔颊部黏膜网状白斑变薄，左侧口腔颊部黏膜白斑较前有所分散，全身症状明显减轻，会阴部溃烂、瘙痒消失，脘腹痞闷、便溏尿黄减轻，但仍感口腔黏膜粗糙、不适，舌质红，苔黄腻，脉滑数。药已对症，守上方继续服用。

上方连续治疗2个月后，口腔黏膜网状白斑缩小、变薄，较就诊前已好之十分之六，右侧基本痊愈，体态变瘦，全身症状明显好转，无脘腹痞闷，大便正常，小便色青，舌质淡红，苔薄白，脉滑。后到省中医院求口腔黏膜专家会诊，诊断意见和上述一致，嘱其树立信心，继续按上法进行调治。

【按语】口腔黏膜扁平苔藓是发生在口腔黏膜的一种慢性浅表性非感染性疾病，多发于颊黏膜。病变处表现为网状纹、白色丘疹、糜烂、萎缩性斑疹等，伴有口腔黏膜粗糙、不适，每进辛辣刺激食物即有烧灼感；具有病程较长、迁延不愈、疗效较差等特点。

脾开窍于口，足太阴脾经"上膈、夹咽、连舌本、散舌下"。脾体阴主升，胃体阳主降，二者调和，相互为用，化生气血，则供养全身。若素体脾虚或脾胃湿热，均可导致口舌病变。

中医无口腔扁平苔藓的病名记载，但根据其临床表现，可归结于"口疮"范畴。中医学认为，本病的病因病机贯穿于脏腑、气血、阴阳、虚实各个方面，但不外虚实两端。虚者多因素体阴虚，或久病伤阴，或思虑过度耗伤阴血，阴虚火旺，虚火上炎而发口疮；或脾气虚损，水湿不运，或湿邪困脾，脾失健运，脾阳不升，浊阴不降，化生湿热，而见口疮。实者多因邪毒内蕴，心经受热，或思虑过度，情志化火，火邪上攻，而致口疮；或饮食不节，过食膏粱厚味、辛辣炙煿之品，以致胃肠蕴热、热盛化火，熏蒸于口，而致口疮；或情志不遂，气机不畅，气滞血瘀，邪毒蕴结于口而发口疮。

经方甘草泻心汤益气健脾、清热利湿、升清降浊，作为本病的主方，土茯苓、苦参、生薏苡仁、白鲜皮渗利水湿，清热祛风；黄芪补脾益气；当归、丹参养血活血；桔梗一则载药上行以达病所，二则与甘草同用成桔梗汤，具有清热、解毒、止痛的功效。诸药合用，补脾益气、清热利湿、活血化瘀，使气血生化有源，口腔黏膜得以滋养，热邪清除，水湿运化，气血通利，则口腔黏膜网状白斑清除。

医案4：气虚寒凝闭经（继发性闭经）案

毛某，女，1978年3月15日出生，南阳市宛城区人，医务工作者。以"闭经3年"为主诉求治。

患者已婚,且有一子,为超声科医师,5年前因夫妻感情不和而离婚。离异后思想郁闷,饮食不香,体重下降;3年前寒冬之季辞去医院工作,而连续奔波到外地寻找新的工作,随之出现闭经,未予治疗。闭经7个月后,在外地求中医诊治,大多按气滞血瘀而施治,连续治疗3个月,无任何效果;后经西医诊治,曾用补佳乐、地屈孕酮、达英-35等药物,出现月经,但停药后月经又停,给患者带来很大痛苦。服用3个疗程后,患者考虑西药不良反应及疗效不巩固等因素,到我院请求中医治疗。

初诊(2013年3月13日):西药周期给药后又连续停经3个月,小腹冷痛、精神疲惫、面色萎黄、腰部酸软、脘闷泛吐,舌质淡暗,苔薄白,脉沉涩。彩超检查子宫发育无异常,实验室检查睾酮指标高于正常,妇科检查无异常。中医学诊断为"经闭",证属气虚寒凝,冲任失调。西医诊断为"继发性闭经"。治以益气活血,温经通络,调理冲任。方用温经汤加减。

处方:吴茱萸10g,桂枝12g,当归15g,白芍20g,川芎15g,熟地黄15g,人参15g,甘草6g,半夏10g,小茴香10g,乌药15g,川牛膝15g,红花15g,莪术15g,生姜3片。每日1剂,水煎500ml,分3次口服。10剂。

特殊医嘱:在服药期间禁食生冷,避免受凉和劳累,保持乐观心态,停用西药。

二诊(2013年3月23日):患者带上述药物在浙江上班期间服用,服用10剂后,电话告知小腹温度转暖,腹痛减轻,精神状态好转,胃纳增,泛恶止,无头晕现象,但月经仍未来。药已中病,效不更方。嘱按上方继续服用,服第5剂后,电话告知已来月经,经量适中,经色紫暗,无痛经等全身不适症状。遂告之暂停服药,待本次月经停后半月再服药,连服15剂左右。

三诊(2013年4月18日):上次月经5天后停止,患者按医嘱继续服药,服用13剂,月经又至,比上月迟后3天,量、色比上次好转。

上方连续应用3个月后,追访此后每月可至,量色正常,余无不适。

【按语】女子年满18岁或第二性征发育成熟两年以上、月经尚未来潮,或已有规则的月经来潮而又中断6个月以上者,称为闭经。前者为原发性闭经,后者为继发性闭经。正常月经周期的建立依赖下丘脑-垂体-卵巢轴的功能完善及子宫内膜对性激素的周期性反应,任何一个环节的内分泌功能发生障碍或器质性病变均可导致闭经。闭经不是一个独立疾病,而是许多疾病的临床表现,一直是世界性关注的疑难病症之一。

本案患者因家庭离异而致身心受到严重伤害,加之寻找工作,不停劳顿,使其中气受到损伤,不思饮食,脾胃化源不足,表现虚的征象。虚者精血不足,血海空虚,无血可下,气虚血无以行,也可致气虚血瘀;患者病发于寒冷冬季,寒凝血瘀,血行不畅,加之情绪异常,气滞血瘀,故出现闭经。精神疲惫、面色萎黄、腰部酸软、脘闷泛吐,为脾胃阳气亏虚的征象;小腹冷痛为寒凝血瘀之症;舌质淡暗,苔薄白,脉沉涩,皆为气虚血寒、血行不畅之症。该患者虚实夹杂,冲任失调,故用温经汤加减温经活血,调理冲任,通补兼施。方中吴茱萸、桂枝温经散寒,通利血脉;小茴香、乌药散寒理气;当归、川芎、芍药、熟地黄养血补血;川牛膝、红花、莪术活血逐瘀;人参、甘草益气健脾;半夏、生姜降逆温中。诸药合用,温经散寒,养血祛瘀,冲任之虚得补,冲任之寒得温,瘀血阻滞得除,故经血自下,闭经得愈。

温经汤为温经散寒、养血祛瘀之剂,为妇科名方,广泛应用于冲任虚寒兼有瘀血所致的妇科病症。本案患者抓住了气虚、寒凝、血瘀的病机,比单纯的养血补血和行气活血都有更好的治疗效果。且同样可以改善丘脑-垂体-卵巢轴的功能,切中病机,故获良效。

医案5:气虚寒凝痹症(类风湿关节炎)案

李某,女,1961年9月26日出生,汉族,农民,南阳市宛城区人。以"右手指关节肿痛、变形、怕冷20余年,加重2年"为主诉求治。

患者久居阴暗偏僻处,四周遮挡,少见日光,加之体质虚弱。20年前患类风湿关节炎,病程久,右手近端中指、食指、无名指关节肿胀、变形、疼痛、晨僵。四处求医,西药、中药服用无数,病情时轻时重,迁延不愈,给患者及其家属带来极大的痛苦。近日因气候变冷,关节肿痛症状加重,类风湿因子(RF)和C反应蛋白(CRP)指标增高,故到我院求治。

初诊(2013年11月21日):患者表情痛苦,精神倦怠,右手指关节肿痛、变形、怕冷、晨僵。查体右手近端中指、食指、无名指关节肿胀,压痛明显,腕关节活动受限,舌质淡,苔白腻,脉弦细。实验室检查:类风湿因子(RF)110IU/L,红细胞沉降率(血沉、ESR):96mm/h,C反应蛋白(CRP):0.12mg/L。中医诊断为痹症,证属气血亏虚、风寒闭阻。西医诊断为类风湿关节炎。治以补气养血,温经通络。方用黄芪桂枝五物汤加味。

处方:黄芪60g,桂枝15g,白芍20g,当归20g,炙甘草6g,川芎15g,熟地黄15g,川牛膝15g,鸡血藤20g,地龙20g,羌活10g,细辛6g,生姜15g,大枣8枚。10剂,每日1剂,水煎500ml,分3次口服。

特殊医嘱:保暖避寒,注意休养,树立信心,增加耐心,保持良好心态,多食生姜、羊肉等温营之品。

　　二诊(2013 年 12 月 1 日)：患者服上药 10 剂后，手指肿痛稍减，但晨僵、变形等症仍在；未产生咽干口燥之症，饮食无异常，大小便正常，舌、脉同前。病程较久，病情顽固，药物服用不够，难以达到预期疗效，故守上方继续服用。

　　服上药 2 个月后，诸证缓解，复查类风湿因子转阴，ESR：10mm/h。嘱其按上方间断服用半年，以巩固疗效。

　　【按语】类风湿关节炎是一种以关节及其周围组织的非感染性炎症为主的全身性自身免疫性慢性炎性病变。临床常用非甾体抗炎药，虽可迅速减轻炎症的红肿热痛症状，但不能去除炎症的病因，且易复发，有一定的不良反应。

　　中医把类风湿关节炎归属于痹症范畴。由于机体气血不足，营卫失和，风、寒、湿、热之邪乘虚侵袭，《黄帝内经》云："风寒湿三气杂至，合而为痹。"故正气不足、气血亏虚为类风湿关节炎的内在因素，感受外邪是引发本病的外在因素。主要病机为气血运行不畅，经络痹阻；由于机体正气不足，容易招致外邪的侵袭；加之邪气留恋，往往损伤正气，病程迁延日久，则形成虚实夹杂之证。由于患者个体体质、饮食生活环境等因素的影响，风湿之邪又有从阳化热、从阴化寒之异，故而表现为寒热错杂、阴阳两虚的证候。

　　临床用黄芪桂枝五物汤加味治疗，方中黄芪甘温益气，补在表之卫气，当归补血行血；桂枝散风寒、温经通痹，与黄芪配伍益气温阳，和血痛经；桂枝得黄芪益气而振奋卫阳，黄芪得桂枝固表而不得留邪；白芍养血和营而通血痹，与桂枝合用调营卫而和表里；生姜辛温疏散风邪，以助桂枝之力；大枣甘温，养血益气，以助黄芪、白芍之功；与生姜为伍，又能和营卫，调诸药。上述黄芪桂枝五物汤中的各种药物配伍精当，共奏温经散寒、祛风止痛之效。现代药理研究认为，黄芪能够提高血浆内环磷腺苷的含量，增加机体的免疫功能，具有扩张血管、改善血液运行、双向调节人体免疫功能和利水的作用；当归内含阿魏酸，能改善外周血液循环，对特异性和非特异性免疫功能都有增强作用。在此基础上熟地黄养血以助当归之力，川芎、川牛膝、鸡血藤、地龙活血化瘀以通痹痛，羌活、细辛祛风散寒可增桂枝散寒通络之效，炙甘草既可辅助黄芪益气，又能调和诸药。全方合用，补气养血，温经通络，长期服用可使顽固性痹症得以解除。

医案 6：气虚少阳发热(小儿不明原因发热)案

　　韩某，男，幼儿，2011 年 7 月 2 日出生，家住南阳市铜矿家属区。以"感冒多治未愈，发热 1 个月余"为代主诉求治。

患儿出生半岁,父母即外出打工,将其托付给爷爷奶奶照看,断奶过早,机体失养,体质较差,易患感冒。1月前又因感冒而出现发热、喷嚏频作症。在我院及市内某医院儿科门诊采用中药、输液治疗1个月发热不退。询问得知前医中药多用银翘散,西药用抗生素、抗病毒等连续治疗。用药前期每天持续发热不退,半个月后每天间断发热,白天、夜间发热休作无规律。通过多种检查,均未找到病因,不能明确诊断,治疗也无进展。体温37.5~38℃不等,发热迁延1月未退,遂改求我处治疗。

初诊(2012年9月20日):患儿精神疲惫,体态较瘦,诊察配合,也无过多哭闹。因幼小不能自语,其奶奶代诉其发病过程,发热时不出汗,用药后有时出汗,汗后或热退,或热不退。无呕吐、无咳嗽咳痰,饮食一般,二便正常。体温37.8℃,咽喉无红肿,全身浅表未见淋巴结肿大,唇略发白,舌质淡红,苔薄黄,食指指纹隐现于风关之内,纹细而色紫。实验室检查:血常规白细胞、中性粒细胞、淋巴细胞等各项指标无异常。胸部透视:两肺清晰未见异常。发热原因不明,西医不能明确诊断。中医诊断为外感发热,证属气虚外感,少阳不和。治以补气祛风,和解少阳。方用玉屏风散合小柴胡汤。

处方:黄芪10g,白术6g,防风3g,柴胡6g,黄芩5g,半夏3g,党参6g,甘草3g,生姜2片,大枣3枚。每日1剂,水煎100ml,分4次喂服。3剂。

特殊医嘱:饮食宜清淡,多喂服开水,注意防寒。若用药后继续发热,建议住院进一步检查治疗。

服药后第3天,家长电话告知,药用2剂后,患儿发热即退至36.5℃以下,至打电话时约15小时体温未再升高。嘱其将3剂药坚持服完,继续观察,后追踪2周体温未再升高。

【按语】少阳经虽在人体的一侧,其阳气却有温煦长养、疏通气机、协调表里、调畅情志的作用。少阳经腑功能正常,阳明之气可降,太阴之气可升,脾胃调和;三焦气机调畅,则太阳表气调和。其影响部位和表里皆有关,称为半表半里,这就是所谓之少阳枢机。感受外邪,太阳首当其冲,正邪交争,出现发热、恶寒等太阳表证。太阳病失治误治,表证不解,内传入里,可至少阳。少阳经腑受邪,枢机不利,即成少阳病。少阳病之证候为寒热往来,胸胁苦满,嘿嘿不欲饮食,心烦喜呕,口苦,咽干,目眩,皆宜用小柴胡汤治疗。国医大师张琪认为:少阳经既不在太阳之表,又不在阳明之里,介于表里之间,称为半表半里之症。实际上是外邪入侵,正气不足,正邪相争之趋势,并非指哪个部位。张老临床上治疗感冒,包括流行性感冒、病毒性感冒,凡外邪入侵,非麻黄、桂枝所能解,必用柴胡以疏解外邪,疏解即是深入半表半里之间而外解,故称为疏解,唯有柴胡具此功效。

本案患儿既为气虚外感、少阳不和,治以补气祛风、和解少阳,方用玉屏风散合小柴胡汤治疗。柴胡疏解外邪,黄芩清泻里热,二药合用,一清一疏;半夏化痰降逆开结;党参、甘草、生姜、大枣扶助正气;黄芪、白术补气益卫;防风透邪外出。药证相符,效如桴鼓,用药后2天发热即退除,追踪2周未复发。

医案7:气阴两虚盗汗(自主神经功能紊乱)案

吴某,男,1924年7月6日出生,农民,南阳市卧龙区人。以"寐中汗出如洗八年"为主诉求治。

患者年事已高,但体型健壮,性格开朗,很少患其他疾病。唯以寐中汗出常年不愈而感困扰。每天晚上睡醒后总是汗出如洗,一天一换衬衣,长达八年之久,白天和醒后不出汗。多次到市内三级医院进行检查未明确任何诊断,西药治疗也无效果,无奈之余到我院求助中医治疗。

初诊(2013年12月12日):患者自诉夜间盗汗,经常神疲气短,困倦乏力,时有心悸少寐,查舌质淡红,苔薄白,脉沉细。多次检查血糖、基础代谢、血沉、抗"O"、T3、T4、心电图、胸部透视、痰涂片等无异常,排除心脏病、糖尿病、甲状腺功能亢进、风湿热、结核等疾病。饮食正常,二便无异常,无经常感冒等现象。中医诊断为盗汗证,证属营卫不和,气阴两虚。西医诊断为自主神经功能紊乱。治以调和营卫,益气养阴。方用桂枝加龙骨牡蛎汤合生脉散加味。

处方:桂枝12g,白芍15g,炙甘草10g,煅龙骨30g,煅牡蛎30g,西洋参15g,生黄芪40g,麦冬30g,五味子15g,浮小麦20g,麻黄根15g,生姜5片,大枣10枚。每日1剂,水煎500ml,分3次口服,7剂。

特殊医嘱:禁用烟酒及辛辣刺激食物,注意保暖,保持心情舒畅。

二诊(2013年12月19日):上方服7剂后,盗汗症状大减,全身感觉轻松,夜晚虽有汗出,但已不湿衣。病证相符,效不更方,守上方再服7剂。药服后家属告知,病已痊愈。

【按语】汗证是由于阴阳失调、腠理不固而致汗液外泄失常的病症。其中寐中汗出、醒来自止者,称为盗汗。《明医指掌》曰:"盗汗者,睡而出,觉而收,如寇盗然,故以名之。"汗证的病因主要有病后体虚、表虚受风、思虑烦劳过度、情志不舒、嗜食辛辣等方面,其病机主要是阴阳失调,腠理不固。历代医家多认为自汗属阳虚,盗汗属阴虚。《景岳全书》又指出:"自汗盗汗也各有阴阳之证,不得谓自汗必属阳虚,盗汗必属阴虚也。"自汗、盗汗作为症状,既可单独出现,也常伴见于其他疾病过程中。本案患者用桂枝加龙骨牡蛎汤合生脉散加味进行治疗。桂枝加龙骨牡蛎汤出自《金匮要略》，主治阴阳失调之男子遗精、梦交、少腹强急、目眩发脱等症，笔者应用此方治疗汗出等症疗效颇佳；生脉散为补气养阴之剂。方中桂枝汤为调和营卫之剂，专用于治疗阴阳失调、营卫不和之证，《伤寒论》云："病人脏无他病，时发热，自汗出者，此卫气不和也。先其时发汗则愈，宜桂枝汤。"桂枝温经解肌，白芍和营敛阴，两药合用，一散一收，调和营卫；生姜、大枣、甘草辛温和中；煅龙骨、煅牡蛎收敛固涩；西洋参、五味子补气，麦冬养阴；浮小麦、麻黄根敛汗固涩。诸药合用，调和营卫，益气养阴，敛汗固涩，药证相符，疗效极佳。

医案8：气阴两虚消渴（糖尿病）案

王某，男，1944年7月26日，农民，南阳市宛城区金华乡人。以"发现血糖升高2年，口渴多饮、善饥多食、身体消瘦近1个月"为主诉求治。

患者患糖尿病已2年，常服西药二甲双胍、格列齐特（达美康）控制血糖，空腹血糖控制在8.0～11.0mmol/L。1个月前因农活劳累，而口渴多饮、善饥多食加重，水杯不离手，每天饮水2 000ml以上，上午11点左右就需寻食充饥，所用的西药已不能解决渴、饿等症状，且身体逐渐消瘦，故到我院求余中药调治。

初诊（2013年7月12日）：症见身体消瘦，面色红，口干舌燥，口渴多饮，善饥多食，疲倦乏力，左上肢麻木，头昏眼花，大便干结，舌质红，苔黄燥，脉细数。实验室检查：空腹血糖15.3mmol/L，血压、心电图、肝肾功检查正常。中医诊断为消渴，证属气阴两虚型。西医诊断为2型糖尿病。治以益气养阴、清热泻火。方选麦冬汤合竹叶石膏汤加减。

处方：麦冬30g，西洋参15g，石膏30g，黄连8g，竹叶8g，生地黄30g，山药20g，天花粉15g，葛根30g，生黄芪40g，五味子15g，当归15g，丹参30g，莲子30g，甘草6g，大枣6枚。7剂，每日1剂，水煎500ml，分3次口服。西药二甲双胍、达美康，按常用量口服。

特殊医嘱：注意休息，避免劳累，低糖饮食，禁食辛辣刺激食物，保持乐观心态。

二诊（2013年7月19日）：服上药7剂后，口渴多食等症大减，不再手不离杯，吃饭能坚持到中午、晚上饭食，身体疲乏减轻，大便正常。药已见效，原方继续服7剂。

三诊（2013年7月26日）：服上药7剂后，口渴多饮、善饥多食症状消除，面色淡红,疲倦乏力、左上肢麻木减轻,唯觉时有头昏眼花之症发生,舌质淡红,苔薄黄,脉细数。实验室复查:空腹血糖 9.6mmol/L。通过 3 周治疗,肺燥、胃热之症消除,气阴亏虚症状减轻,现症多以肝肾不足居多,以滋补肝肾、益气养阴法进行调理。

处方:麦冬 30g,西洋参 15g,山茱萸 15g,枸杞子 20g,天麻 10g,菊花 15g,生地黄 30g,山药 20g,天花粉 15g,葛根 30g,生黄芪 40g,茯苓 15g,当归 15g,丹参 30g,牡丹皮 15g,甘草 6g,大枣 6 枚。每日 1 剂,水煎 500ml,分 3 次口服,西药仅口服二甲双胍。

坚持治疗 2 个月。2 个月后,血糖降至正常,全身症状大为改观。

【按语】糖尿病是以持续高血糖为基本特征的综合征,主要分为胰岛素依赖性(1 型)和胰岛素非依赖性(2 型),临床所见约 90% 为 2 型。其基本生理、病理是体内胰岛素相对或绝对不足而引起糖、蛋白质、脂肪、水电解质的代谢紊乱,其特征为高血糖、尿糖、葡萄糖耐量减低及胰岛素释放试验异常,症状为多饮、多食、多尿、烦渴、善饥、消瘦、疲乏无力等,常并发或伴发急性感染、动脉硬化、肾和视网膜血管病变及神经病变。

糖尿病属于中医学"消渴"的范畴。中医认为,本病多是由于饮食不节,恣食肥甘厚味、辛辣香燥,或情志过激、郁怒失节,或劳心竭虑,房事不节,劳欲过度,热病之后等因素,致肺胃肾受损,郁热内蕴,阴精损耗,气化失常,精液精微失于正常输布而成。病有上消、中消、下消"三消"之分,有肺燥、胃热、肾虚之别。以肺燥为主,多饮突出者为上消;以胃热为主,多食突出者为中消;以肾虚为主,多尿突出者为下消。病性初期以实证为主,中期虚实夹杂,后期以虚损为主。本病虽在肺胃肾不同,但常相互影响,肺燥津伤,则胃不得濡养,肾不得滋助;胃燥热偏盛,上可灼伤肺津,下可耗损肾阴;肾阴不足则火旺,上可灼伤肺胃阴津。气可生津,津可养气,气阴可以相互损伤。本案患者属肺燥胃热,津液亏虚,气阴两伤。治以益气养阴、清热泻火,用麦冬汤合竹叶石膏汤加减进行治疗,方中麦冬、生地黄、天花粉、葛根养阴;西洋参、山药、五味子、生黄芪、莲子、甘草、大枣补气;石膏、黄连、竹叶清火;当归、丹参活血。诸药合用,清热泻火,益气养阴,润养肺胃,养血活血,切中病机,故获良效。三诊中针对肝肾阴虚之证,加用山茱萸、枸杞子、天麻、菊花、牡丹皮、茯苓既可补益肝肾,又能滋阴潜阳,在头昏眼花、肢体麻木等症状消除的同时,也可治病求本,从根本上解决消渴的病机。

医案 9:少阳眩晕(高血压病)案

张某,男,1963 年 7 月 10 日出生,汉族,职工,南阳市西峡县人。

患者为上班族,工作、生活压力较大。10年前罹患高血压,经常出现眩晕、头痛等症状,曾多次检查未见器质性病变。多用吲达帕胺(寿比山)、缬沙坦、卡托普利等降压药,血压控制不理想,很少降至130/100mmHg以下,且常出现眩晕,服用中药天麻钩藤饮10剂效果不佳,患者非常苦恼,听朋友介绍到我处求治。

初诊(2015年1月16日):患者主诉高血压10年,眩晕加重1周。伴有情志不舒,情绪低落,常感头痛、胸胁满闷、心悸、口苦、小腹时胀痛不适、多梦等症,舌质红,苔黄,脉沉弦。查血压150/100mmHg,心电图未见异常。中医辨病为眩晕,西医诊断为高血压。辨证属少阳枢机不利,治以调和枢机、平衡阴阳。方选小柴胡汤加味。

处方:柴胡12g,半夏10g,黄芩15g,党参15g,川牛膝15g,川芎15g,白芍20g,天麻15g,甘草6g,泽泻15g,生姜3片、大枣6枚为引。7剂,每日1剂,水煎500ml,分3次口服。

西药调整为替米沙坦40mg,氨氯地平5mg,口服,每日1次。

特殊医嘱:保持良好心态,避免精神刺激,禁食辛辣刺激食物和烟酒。

二诊(2015年1月23日):患者服用上药1周后,眩晕减轻,已无头痛、心悸、口苦等症状,情绪好转,血压降至140/90mmHg,微感胸闷、多梦,时有恶心,舌质红暗,脉沉弦。药已对症,上方微调继续服用。

处方:柴胡12g,半夏15g,黄芩15g,党参15g,川牛膝15g,川芎15g,白芍20g,天麻15g,丹参30g,甘草6g,泽泻15g,生姜3片、大枣6枚为引,每日1剂,水煎500ml,分3次口服,嘱其连服2周。

西药仍按上述方案。

2周后,患者电话告知眩晕症状消除,精神愉快,心情舒畅,血压控制在130/90~126/84mmHg。

【按语】因高血压引起的眩晕,多由于素体阳盛,肝阳上亢,上扰清窍;或平素肾阴亏虚,水不涵木,肝阳偏亢;或长期忧思恼怒,气郁日久化火,肝阴暗耗,风阳升动,皆可导致气血逆乱,上扰清窍。其常用治法不外平肝潜阳、化痰降逆、滋补肝肾等,常用方剂为天麻钩藤饮、镇肝熄风汤、半夏白术天麻汤、六味地黄汤等。

本案患者有10年高血压病史,西药控制效果不佳,眩晕症状较重,用天麻钩藤饮未能纠正眩晕,单纯平肝潜阳效果不大。患者除眩晕外,尚表现有头痛、口苦、恶心、胸闷、心悸、脉弦等症状,且有情志不舒、精神紧张、思想压力较大等易致肝气郁结的病因病机。《伤寒论》263条"少阳之为病,口苦、咽干、目眩也",第

96条"伤寒五六日,……胸胁苦满,嘿嘿不欲饮食,心烦喜呕……或心下悸……小柴胡汤主之。"综合来看,患者的主要脉症与少阳病相类,故以小柴胡汤结合上述辨证进行治疗,小柴胡汤是最著名的经方之一,临床应用范围极其广泛。小柴胡汤调和枢机、平衡阴阳,天麻、牛膝、泽泻平肝潜阳,川芎、丹参活血化瘀。诸药合用枢机调和,阴阳平衡,症状自然解除。

医案10:湿疮(病毒感染性皮疹)案

周某,男,2003年5月11日出生,学生,南阳市区人。以"全身多发湿疹两月余"为代主诉求治。

患儿从小抱养,先天禀赋不足,身体免疫力较差,易患感冒、口腔溃疡等症;平素嗜食辛辣、炙煿之品。2个月前,发现胸前散在粟粒大小红色丘疹、水疱,瘙痒难耐,夜间尤甚,逐渐蔓延全身,疹连成片,间断出现发热。因患儿家长为市内某三甲医院西医专家,故在其医院多次诊疗,以过敏性皮炎、病毒感染性皮炎进行抗炎、抗病毒、抗过敏治疗,连续治疗2个月,症状未有减轻,万般无奈,遂萌生请中医会诊的念头。

初诊(2013年1月1日):患儿精神倦怠,面部、四肢、前胸、后背散在粟粒大小红色丘疹,多处疹连成片,或溃烂流水,瘙痒难忍,以下身和会阴部为重,伴见口腔溃烂、身倦纳呆、便溏溲黄,舌红暗,苔白腻,脉细数。中医诊断为湿疮,证属湿热蕴结。西医诊断为病毒感染性皮疹。治以清热利湿、祛风止痒。方用甘草泻心汤加味治疗。

处方:生甘草30g,黄连8g,黄芩10g,干姜8g,党参15g,清半夏10g,生薏苡仁30g,地肤子15g,苦参15g,土茯苓20g,羌活8g,黄芪30g,当归10g,赤芍10g,大枣6枚为引。5剂,每日1剂,水煎300ml,分2次口服。

特殊医嘱:在口服中药期间,禁食辛辣、炙煿、肥腻之品,加强饮食营养。

二诊(2013年1月6日):患儿服上方5剂后,症状大为改善,全身瘙痒减轻,湿疹部位未流疮水,溃疹结痂,疹色由红转淡,并开始脱屑;口腔溃疡开始愈合,会阴部瘙痒症状减轻,夜可安然入睡,舌淡暗,苔白腻,脉细数。药已对证,效不更方,继续以上方5剂口服。

服药5剂后,患儿家长电话告知,湿疹部位已无脱屑,瘙痒消失,皮肤粗糙症状亦缓。1个月后继续随访,湿疹未再复发。

【按语】湿疹是一种常见的过敏性炎症性皮肤病,任何年龄的男女均可发病。湿疹的病因,有内在因素和外在因素。湿疹皮损多样,形态各异,病因复杂,表现不一,可发生于任何部位,甚则泛滥全身,但多发生于人体的躯侧,如耳后、腘窝、阴囊等处。在急性阶段以丘疱疹为主,在慢性阶段以表皮肥厚和苔藓样变为主。患者自觉瘙痒,或轻或重,呈阵发性,重者影响睡眠,缠绵难愈。根据湿疹的临床特征,其属于中医学的湿疮范畴,多由禀赋不足、风湿热邪客于肌肤而成。本案患儿治当清热利湿、祛风止痒,用《金匮要略》甘草泻心汤加味治疗,方中生甘草是本方主药,清热解毒,健补脾胃,有修复黏膜的作用;黄连、黄芩、苦参清热燥湿;生薏苡仁、地肤子、土茯苓燥湿、祛风、止痒;羌活祛风止痒,且有风能胜湿之功;当归、赤芍凉血活血,清解血分之热,并有活血祛风之效;党参、黄芪、大枣补脾益气,可提高机体免疫功能;清半夏、干姜是取其甘草泻心汤原方之意,可辛通气化、和胃消痞,温中散寒,以防诸寒药伤脾。诸药合用则湿去热除,血分得以清解,病症即可获愈。

甘草泻心汤在《金匮要略》中被作为治疗狐惑病的专方。狐惑病以口腔及生殖黏膜损害为主症,以其清热祛湿、调和脾胃之功不仅作为狐惑病的专方,还可以治疗黏膜疾病,即甘草泻心汤是黏膜修复剂。不仅包括口腔、咽喉、胃肠、肛门、前阴,还包括全身皮肤,临床表现痒、痛,或渗出物与分泌物异常等。

医案 11:枢机不利消渴(糖尿病)案

李某,女,1961 年 9 月 6 日出生,汉族,农民,南阳市官庄工区人。以"口渴、善饥、消瘦半年,加重两天"为主诉求治。

患者患类风湿关节炎已有 20 余年,曾多次住院治疗,右侧上肢指关节肿痛、关节变形,下肢行走不便,经常服用治疗类风湿关节炎的中西医药物。半年前无其他原因即感口渴、善饥、消瘦。家人并不在意,3 天前在他处寻得一治类风湿关节炎的药方(属化疗类抗风湿西药),具体药物不详。口服 1 天后,感觉胃脘不适,随即恶心呕吐,且口渴、善饥症状加重,全家甚感恐慌,担心肾功能损伤,出现尿毒症,遂到我院求治。实验室检查:空腹血糖 14.3mmol/L,血常规、血脂、肝肾功能等指标正常。虑其血糖较高,请糖尿病专家会诊,建议住院用胰岛素进行治疗。患者家属反复商议,不愿马上使用胰岛素,决定试用中药治疗。

初诊(2014 年 6 月 3 日):患者自诉口渴、善饥,下午发热,恶心呕吐已 2 天;观其全身消瘦,精神疲惫,下肢跛行,活动不便,右侧上肢指关节肿痛、关节变形;口渴欲饮,一日约喝水 2 000ml,不到饭时即感饥饿,大小便无异常,发热以下午和晚上为主,体温 37.5 ~ 38.5℃。发热时伴有恶寒、头痛,食后即吐,恶心,脘腹胀满,舌质淡红,苔薄白,脉弦细数。实验室检查:空腹血糖 14.3mmol/L,血常规、血脂、肝肾功能等指标正常。中医诊断为消渴、发热、痹症,证属气阴亏虚,枢机不利。西医诊断为糖尿病、发热待查、类风湿关节炎。治以滋阴益气、和解少阳。方选六味地黄汤合小柴胡汤加减。

处方:生地黄30g,山药20g,山茱萸15g,牡丹皮15g,茯苓15g,泽泻10g,麦冬30g,生黄芪40g,党参30g,白术20g,天花粉15g,葛根30g,柴胡15g,黄芩15g,姜半夏15g,甘草6g,生姜3片,大枣6枚。7剂,每日1剂,水煎500ml,分3次口服。

服用中药期间停服所用西药。

特殊医嘱:禁食辛辣刺激和甜类食物,多食易消化食物,注意休息,避免受风着凉。

二诊(2014年6月10日):上药服用3天,即抽血化验,空腹血糖为10.2mmol/L;7天后又化验,血糖降为5.6mmol/L,已不消渴、饥饿、头痛、恶心呕吐等全身症状减轻,唯发热、恶寒症状仍有,且以晚上为主,舌质淡红,苔薄白,脉弦细数。为巩固治疗,遂以上方变化治疗。

处方:柴胡15g,黄芩15g,姜半夏15g,生地黄15g,山药20g,山茱萸15g,麦冬30g,生黄芪40g,党参30g,白术20g,天花粉15g,葛根30g,丹参30g,炒扁豆30g,甘草6g,生姜3片、大枣6枚。7剂,每日1剂,水煎500ml,分3次口服。

7天后,电话告知发热、恶心症状解除。随告之定期复查血糖,并正确治疗类风湿关节炎等病。

【按语】糖尿病属于中医学"消渴"的范畴。中医认为,本病多是由于饮食不节,恣食肥甘厚味、辛辣香燥,情志过激,郁怒失节,或劳心过度,房事不节,感染邪毒,热病之后等因素,致肺胃肾受损,郁热内侵,阴津耗伤,气化失常,津液精微失于正常输布,隐溢血脉或直趋下泄所成。病有上消、中消、下消三消之分,有肺燥、胃热、肾虚之别。以肺燥为主,多饮突出者为上消;以胃热为主,多食突出者为中消;以肾虚为主,多尿突出者为下消。病初期以实证为主,中期虚实夹杂,后期以虚损为主。阴虚燥热是疾病发生的关键,湿邪也是导致疾病发生的重要因素,且易产生气虚和血瘀两个病理基础。糖尿病是一个比较难治的疾病,中医辨证的基础方有白虎加人参汤、消渴方、玉女煎、六味地黄丸、金匮肾气丸,及降血糖的西药。若因少阳枢机不利,气化失司,水道不畅,郁热伤津者,又当和解少阳。

本案患者长期患类风湿关节炎,寒湿阻滞,气血不畅,气阴暗耗;加之长期服用治疗类风湿关节炎类药物,一则耗伤阴津,损伤胃气,阴虚内热,气虚少津,而致消渴;二则影响气机升降,枢机不利,气化失常,而致消渴。肺胃郁热,津不上乘,从而出现口渴、善饥;脾气受损,胃津不足,脾升胃降功能失常,出现恶心呕吐、脘腹胀满等症状;少阳受邪,枢机不利,正邪交争出现发热、恶寒、头痛等症;舌质淡红、苔薄白、脉弦细数均为气阴两虚、少阳受邪的表现。既为气阴两虚,枢机不利,法当益气养阴,和解少阳。方选六味地黄汤合小柴胡汤加减,其中六味地黄汤滋补肾阴,肾阴为一身阴液之根本,肾阴得补,肺胃之阴皆强,而口渴、善饥诸证得除;小柴胡汤和解少阳,疏理气机,既可调畅气化以生津,又能祛邪以治寒热;麦冬、天花粉、葛根生养肺胃之津液,生黄芪、党参、白术滋补肺胃之气,丹参养血活血,炒扁豆补脾健胃。诸药合用,养阴生津,补益胃气,和解少阳,药证相符。本案患者的诊疗再次印证了中医药在治疗糖尿病中的作用和前景。

医案 12:痰火偏头痛(紧张性头痛)案

赵某,男,1930 年 6 月 2 日出生,家住南阳市电业局家属院,退休干部。以"偏头痛 1 个月,加重 1 周"为主诉求治。

患者平素性格急躁,生性胆小,高血压 30 余年,心脑血管长期硬化。3 年前因心肌梗死在心脏不同部位放置 3 个支架,冠状动脉增强 CT 显示心脑血管侧支不同程度存在脂质斑块。1 个月前因血压高、头痛昏蒙、肢体麻木等症状在市内某三级医院住院治疗,诊断为脑梗死,治疗期间血压得以稳定,肢体麻木症状解除,但头痛未减,以右侧疼痛为重,持续不缓解。因头痛症状缓解不佳,患者心情急躁,情绪易激动,在 1 周前出现右侧头部剧烈疼痛,服卡马西平、安定等药物治疗,服药后症状暂时缓解,但停药后立即复发。疼痛时抓耳挠腮、急躁易怒、躁狂不宁,连续一周夜卧不宁,反复调整方案,疗效不佳。经治医生非常无奈,建议找中医进行治疗,遂到我院求治。

初诊(2012 年 9 月 18 日):患者自诉头右侧疼痛,自我感觉头部就像两半一样,右侧剧痛且麻木,恶心呕吐,心烦不安,急躁易怒,夜寐不安,口苦口干,大便干结;患者就诊时抓耳挠腮,躁狂不宁;查舌质红,苔黄腻,脉弦数;查血压 150/100mmHg,脑血流图示左侧脑血管紧张度增强。中医诊断为偏头痛,证型属肝郁痰火,上扰清窍。西医诊断为血管紧张性头痛。治以疏肝清热、化痰降逆。方用柴胡加龙骨牡蛎汤加味。

处方:柴胡 15g,黄芩 15g,半夏 15g,茯苓 15g,桂枝 10g,生大黄 15g(后下),生龙骨 30g,生牡蛎 30g,珍珠母 30g,党参 30g,酸枣仁 20g,川芎 30g,川牛膝15g,生姜5片,大枣6枚。每日1剂,水煎600ml,分3次口服,3剂。

特殊医嘱:保持心情舒畅,卧床休息,禁食辛辣刺激食物。

二诊(2012年9月22日):患者服上方3剂后,疼痛缓解,心情舒畅,心烦、急躁、恶心等症状大为减轻,睡眠状况明显好转,大便通畅;但仍口苦口干,舌质红,苔黄腻,脉弦数。药已收效,原方继服。

处方:柴胡15g,黄芩15g,半夏15g,茯苓15g,桂枝10g,生大黄10g(后下),生龙骨30g,生牡蛎30g,珍珠母30g,党参30g,酸枣仁20g,川芎30g,川牛膝15g,生姜5片,大枣6枚。每日1剂,水煎600ml,分3次口服,7剂。

三诊(2012年9月30日):患者又服7剂后,疼痛减半,已能忍受;急躁、恶心、口苦等症状已经消失;睡眠基本恢复正常,但感觉心悸、短气,大便溏泄,查舌质淡红,苔薄白,脉细数。痰热已经去除,气阴稍显损伤,毕竟年岁已高,病程已久,故在上方基础上,去大黄,加补气养血之品进行巩固。

处方:柴胡15g,黄芩15g,半夏15g,茯苓15g,桂枝10g,生龙骨30g,生牡蛎30g,珍珠母30g,党参30g,酸枣仁20g,川芎15g,当归15g,黄芪30g,生姜5片,大枣6枚。每日1剂,水煎600ml,分3次口服,7剂。

服药后反馈,症状完全消失,随访3个月未复发。

【按语】偏头痛是一种反复发作的以单侧为主的头痛,伴有自发性功能紊乱的疾病,发作时头痛难忍,痛甚易泛恶呕吐,或延及面肌拘急麻木等。头为"诸阳之会""清阳之府",五脏精华之血,六腑清阳之气,皆上注于头。无论外感时邪,脏腑内伤,均可直接或间接引发偏头痛。内伤因素主要责之于肝、脾、肾等脏腑功能失调,并与瘀血有关。情志失调,郁怒伤肝,则肝失条达,气机郁滞,郁而化火;或肝阳上亢,上扰清窍;饮食失调,劳倦所伤,脾失健运,酿湿生痰,痰浊上犯,蒙蔽清窍;肾精亏虚,髓海空虚;上述病因病机均可发为偏头痛。本病反复发作,经久不愈,久病入络,气机阻滞,血行不畅,瘀血阻闭脑络,不通则痛而偏头痛。

《素问·方盛衰论》云:"气上不下,头痛颠疾。"肝郁化火,心肝火旺,上扰神明则心烦躁狂、抓耳挠腮、急躁易怒、夜寐不安;肝郁犯胃,胃气上逆则恶心;肝郁化火,火盛伤阴则口苦口干、大便干结;舌质红,苔黄腻,脉弦数均为痰火所致。既为肝郁痰火、上扰清窍,治则疏肝清热、化痰降逆,方用柴胡加龙骨牡蛎汤。柴胡疏肝解郁,药理研究表明柴胡中的有效成分能有效抑制5-羟色胺等血管活性物质的活性,缓解血管痉挛,能解热镇痛镇静;半夏与茯苓配伍,燥湿健脾化痰,党参健脾益气,共奏升清阳、降浊阴之功;大黄荡扫肠胃积热,合黄芩有清肝火之功;生龙骨、生牡蛎、珍珠母镇潜浮阳;桂枝通络止痛;酸枣仁养血安神、清热除烦,川芎行气开郁、活血止痛,前人有"头痛不离川芎"之说。现代药理研究表明,酸枣仁具有镇静、催眠、镇痛、抗惊厥、降温的作用;川芎含有川芎嗪等成分,可抑制血管平滑肌收缩,增加大脑和肢体血流量,改善脑及神经系统功能障碍,与酸枣仁配伍,为治疗头痛的要药;川牛膝活血降逆;生姜、大枣调和营卫;三诊中黄芪、当归补气活血,以助活血和防止耗气。全方合用通过疏肝清热、化痰降逆可调畅气机,气行则血行,脾健则湿除,气顺则火消,清窍通利则头痛自止。药证得当,故收效显著。

医案 13:痰热内扰郁证(男子更年期综合征)案

王某,男,1941 年 5 月 26 日出生,汉族,退休职工,南阳市宛城区人。以"忧郁烦闷,胆怯心悸 3 个月"为主诉求治。

患者退休后虽未从事他业,但爱操心虑事。近 2 年来,因其儿子做生意赔钱,直接牵连老人的心思,经常过问欠账的有关事宜。3 个月前不自主地出现情志异常症状。在当地中西医治疗(用药不详)后,效果不佳,转来我院求治。

初诊(2015 年 3 月 21 日):近来情志不畅,忧郁烦闷,神思敏感,易生幻疑,寐多噩梦,胆怯心悸,性欲减退,遗精早泄,头晕目眩,口苦咽干,舌苔黄腻,脉弦数。中医诊断为郁证,证属痰热内扰。西医诊断为男子更年期综合征。治以清热化痰,养心安神。方选黄连温胆汤加减。

处方:黄连 8g,陈皮 15g,半夏 15g,茯苓 20g,甘草 6g,竹茹 8g,枳实 15g,瓜蒌 30g,柴胡 12g,郁金 15g,白芍 15g,酸枣仁 15g。每日 1 剂,水煎 500ml,分 3 次口服。

特殊医嘱:保持精神愉快、情绪稳定;学会解郁和排愁,保持乐观情绪;减少不良刺激,防止情绪波动。

上述药物服用 3 周后,神清气爽,睡眠正常,诸证痊愈。

【按语】男子更年期综合征是男性从中年向老年过渡阶段时由于性功能逐渐减退、内分泌功能特别是性腺功能减退、男性激素调节紊乱而出现的一系列临床综合征。以精神神经症状、自主神经功能紊乱、心理障碍、性功能减退为主要表现,也称男性更年期抑郁症、男性老年前期诸证等。

中医学认为肾精匮乏、肝气郁滞、痰热内扰、阴阳失调可促使男性更年期综合征的发生。本病因患者平素郁怒忧思,情志内伤,胆胃不和,痰湿内蕴,郁积化热,心神被扰所致。胆为清净之府,喜温和宁谧。患者因近期情志抑郁,少阳温和之气不疏,痰热内蕴,心神被扰,而见忧郁烦闷、胆怯心悸等症,故用黄连温胆汤清胆化痰为治。方中半夏、陈皮、茯苓燥湿化痰，理气和胃；黄连、枳实、竹茹清热除烦，行气化痰；甘草、生姜益气和胃，调和诸药。全方温清并用，化痰与清胆并施，如此则胆清、胃和、心宁，而诸证尽去，病去身轻。

医案14：心胆郁火失眠（神经功能紊乱）案

杨某，女，43岁，南阳市卧龙区卧龙岗办事处干部。以"忧郁、不寐2个月"为主诉求治。

患者成长于干部家庭，平素性情开朗，知书达理，家庭和睦。正读高一的15岁独生儿子为其心肝宝贝。2个月前放学途中，儿子不幸突遇车祸，在医院抢救1周后虽然脱离生命危险，但身体多处骨折，可能遗留残疾。突然的天灾人祸，使其精神遭受巨大的打击，不由自主地出现失眠、狂妄、抑郁症状，经某医生给予安定及其他中药（内容不详）治疗1个月后，曾一度出现效果，但不久又不能入睡，且症状逐渐加重，时而哭笑无常，时而沉默不语，家属及亲朋甚为忧虑。由家人陪同至我处就诊。

初诊（2013年5月6日）：患者自诉失眠已2个月有余，入睡困难，噩梦频扰，每晚睡眠时间从未超过4小时，辗转反侧，痛苦不堪。伴头痛烦躁、出汗、心悸，茶饭无味，观其面容神志呆板，沉默少语，精神困倦。追问病因时泪流满面，伤心之至，大便稍干，2日1次，小便色黄，望其舌体大，质红紫，苔腻，脉沉实。测血压正常，心电图无异常。诊断为失眠，辨证为心胆郁火，扰乱神明。治宜疏肝利胆、清心安神。方用柴胡加龙骨牡蛎汤加味。

处方：柴胡15g，黄芩15g，半夏15g，党参15g，桂枝10g，白芍15g，甘草6g，珍珠母30g，生龙骨30g，生牡蛎30g，生大黄10g，丹参30g，川芎15g，炒酸枣仁15g，生姜、大枣为药引。7剂，每日1剂，水煎600ml，分3次口服。

二诊（2013年5月13日）：服上方7剂，自觉精神好转，烦躁、抑郁、悲伤之症减少，面带笑容，情绪较好，睡眠时间增加到6小时以上，且睡眠质量明显好转，出汗症状消失，头痛减轻。尚觉头脑昏蒙，时有心慌、口干之象，二便正常，查舌红，苔干，脉沉细。效不更方，继以上方加减。

处方：柴胡15g，黄芩15g，半夏15g，党参15g，桂枝6g，白芍15g，甘草6g，珍珠母30g，生龙骨30g，生牡蛎30g，生大黄10g，百合15g，生地黄15g，川芎15g，炒酸枣仁15g，生姜、大枣为药引。7剂，每日1剂，水煎600ml，分3次口服。

三诊（2013年5月21日）：服上方7剂后，患者精神稳定，睡眠佳，烦躁、抑郁、头昏、心悸症状消失,面色红润,无情绪异常表现,工作、生活恢复正常。为求巩固,嘱其再服上方7剂。

【按语】失眠即不寐,是以经常不能获得正常睡眠为特征的一类病症,严重者则彻夜不寐。人之寤寐,由心神控制,每因饮食不节,情志失常,劳倦、思虑过度及病后等因素,导致心神不安,神不守舍,不能由动转静而致不寐病症。本案病症,得之于精神刺激发病,情志不遂,肝气郁结,肝郁化火,邪火扰动心神,神不安而不寐;也有暴受惊恐之因素,导致心虚胆怯,神魂不安,夜不能寐。《素问·灵兰秘典论》谓:"心者,君主之官,神明出焉。""神明"即指人的精神思维活动,又谓"肝在志为怒",喜条达恶抑郁。如肝气郁结,便会出现胸胁满闷、恼怒烦躁或神志淡漠、抑郁不乐、悲观失望等表现。又《伤寒论》107条有"伤寒八九日,下之,胸满烦惊,小便不利,谵语,一身尽重,不可转侧者,柴胡加龙骨牡蛎汤主之"的明文。本案基本符合上述少阳病兼三焦失常、阳明有热、心胆不宁的证治。方中柴胡、黄芩、大黄疏肝气,清泄胃腑之邪热;人参、桂枝、甘草、生姜、大枣益心气温阳;半夏化痰;生龙骨、生牡蛎、珍珠母收敛安神镇惊;炒酸枣仁养心安神;丹参、川芎活血化瘀;百合、生地黄滋养心阴。用药寒与热、散与敛,相反相成,切合病机,故能取得良好疗效。

余用柴胡加龙骨牡蛎汤治疗现代医学神经病、抑郁症、更年期综合征、精神分裂症、心脏官能症、失眠等神志病,只要符合肝气郁、胆胃腑热、心气虚之病机,但见条文中一症便是,不可悉具,均取得了良好的效果。

医案15:心肺气虚、痰饮内停喘证(肺心病)案

高某,女,66岁,农民,南阳官庄人。以"咳逆喘满,喉中哮鸣6个月"为主诉求治。

患者家境贫寒,体弱多病,儿女常年在外打工,丈夫因卒中后遗症长期卧床尚需照料,小病、轻病不予重视,万般无奈、无力抵抗时才予就医,致使病程迁延失治。患者受凉后出现咳逆喘满,喉中哮鸣,遇寒加重。在当地村、镇诊所、医院以支气管哮喘、肺源性心脏病连续输液,应用抗生素及中药进行治疗,无明显效果,迁延半年余。经他医多次以支气管哮喘、肺心病治疗无效后,求治于余。

初诊(2012年12月25日):症见患者连声咳嗽,气喘满闷,不得平卧,咳吐白沫清痰,心悸短气,面浮跗肿,背困怕冷,面容憔悴,精神困倦,言语无力,察其舌苔白滑,脉沉细。中医诊为心肺气虚,痰饮内停,为痰饮病之支饮。西医诊断为肺心病。此为寒饮伏肺、遇感引动、肺失宣降所致,治当宣肺化饮、温阳补

气。用小青龙汤加减治之。

处方：生麻黄6g，桂枝10g，白芍15g，甘草6g，细辛6g，姜半夏15g，杏仁10g，五味子10g，干姜10g，陈皮15g，茯苓20g，葶苈子10g，白术20g，黄芪40g，大枣6枚为引。3剂，每日1剂，水煎600ml，分3次口服。

服上方3剂后，咳嗽减轻，气喘哮鸣消失，已无面浮之症，心悸短气、困倦等均大减，电话告知尚有咳嗽和少量咳痰之象。效不更方，按前方继续服2剂后，告知痊愈。

【按语】痰饮是体内水液不得输化、停聚于某些部位而形成的一类病证。痰饮有广义和狭义之分。广义的痰饮为诸饮之总称，可根据饮停部位分为痰饮、悬饮、溢饮、支饮四种。本案患者为痰饮中之支饮，其病机主要为中阳素虚，附加外感寒湿或饮食劳欲所伤，致三焦气化失常，肺、脾、肾通调、转输、蒸化无权，阳虚阴盛，津液停聚而成。寒饮伏肺，遇感引发，肺失宣降所致咳逆喘满不得卧，痰吐白沫量多，经久不愈；阳虚气不化水，致使头面浮肿；心肺阳气亏虚则心悸气短，背困怕冷，面容憔悴，精神困倦，言语无力，脉沉细；舌苔白滑为水饮内停所致。既为寒饮，当遵《金匮要略》"病痰饮者，当以温药和之"和"咳逆倚息不得卧，小青龙汤主之"之条文精髓，用小青龙汤加减治之。方中麻黄、桂枝、干姜、细辛温肺散寒化饮；半夏、杏仁、陈皮、茯苓、甘草化痰利气；五味子温敛肺气；白芍伍桂枝调和营卫，防止辛散过度；葶苈子既化痰平喘，又利水消肿；黄芪、白术补益心肺之气。诸药合用，宣肺化饮、温阳补气，可治疗表寒里饮之咳逆喘满诸证。

通过本病的诊治，需要强调的是病痰饮者，当以温药和之；小青龙汤为表寒里饮之代表方；经方方证相符，疗效显著。

医案16：心肾不交失眠（自主神经功能紊乱）案

李某，男，1965年9月19日出生，汉族，职工，南阳市镇平县人。以"顽固性失眠1年"为主诉求治。

初诊（2015年5月23日）：患者自诉1年来每夜均难入眠，服安眠药稍能入睡，近1年来性欲亢奋，几乎每夜均要同房方能入睡。因其妻难以满足其要求，每周仅能同房一次，故出现同房之日不需服安眠药即可入睡，但平日服安眠药也难以保证睡眠质量。难以入眠，寐则梦多，心烦或彻夜不眠，精神痛苦，舌质紫暗，苔薄黄，脉沉细而数。中医诊断为顽固性失眠，证属心肾不交，瘀血阻滞。西医诊断为自主神经功能紊乱。治疗用交通心肾、活血化瘀法。方选交泰丸合血府逐瘀汤。

处方:黄连6g,肉桂3g,柴胡10g,川芎10g,五味子10g,枳壳15g,牛膝15g,当归15g,丹参30g,夜交藤30g,生地黄20g,赤芍15g,白芍15g,酸枣仁15g,桃仁20g,红花15g,知母15g,麦冬15g。5剂,每日1剂,水煎500ml,分3次口服。

特殊医嘱:保持良好心态,积极参加健康文体活动;禁食助热及辛辣刺激食物;戒烟酒。

【按语】本案患者50岁左右,性欲亢进伴顽固性失眠,平日情志不畅,日久郁积化火,致心火旺盛。且男子年过半百而精气自衰,肾精亏虚至肾阴不足,肾水不能上济心火,心火独炙于上,肾水亏虚于下,水火不济,故性欲亢奋、失眠、多梦、心烦。心火旺盛,灼伤津液,津液亏耗,气血虚少,日久成瘀。瘀阻血脉,瘀久化热,热扰心神则加重失眠、心烦,甚则彻夜不眠。故在治疗上用交泰丸合血府逐瘀汤,在活血化瘀、行气通络时泻心火、交心肾,使水火相济,达到心肾交通、阴阳平衡,从而使诸证迎刃而解。

医案17:心肾不交郁证(男子更年期综合征)案

王某,男,1960年7月9日出生,汉族,职工,南阳市高新区人。以"心烦、郁闷、失眠半年余"为主诉求治。

初诊(2015年3月21日):近半年来逐渐厌烦生活,每日自烦一事无成,生不如死。常以拳搐胸以解心头郁闷,失眠,甚至彻夜难睡,做过多种检查,除心电图出现窦性心律不齐,余无异常。伴见面色㿠白,神情疲乏,精神难以集中,口咽干燥,潮热汗出,舌红少苔,脉细数无力。中医诊断为郁证,证属心肾不交。西医诊断为男子更年期综合征。治用交通心肾法,方选天王补心丹加减。

处方:党参15g,生黄芪30g,茯苓15g,当归15g,柏子仁15g,酸枣仁15g,远志10g,川芎10g,五味子10g,石菖蒲10g,炙甘草10g,生龙骨30g,生牡蛎30g,姜半夏10g,桂心3g。7剂,每日1剂,水煎500ml,分3次口服。

特殊医嘱:保持精神愉快和情绪稳定,多参加文体活动,培养广泛的兴趣,以分散对不适症状的注意力。形成规律的生活习惯,协调家庭生活,减少不良刺激,防止情绪波动。

上药服用7剂后,心中渐舒,夜能入睡,诸证痊愈。

【按语】天王补心丹传说系唐代僧人道宣所创。因过劳其心,成为心劳。天工念起课诵劳心,托梦授予此方,专于补心。本方滋阴养血,补心安神。方中天冬、麦冬、玄参皆为甘寒咸寒之品;当归补血活血,使心血足而神自安,茯苓益气宁神,酸枣仁、五味子养肝血、敛心神,养心、清心、安神,是为佐药,诸药合用,共成滋阴安神之剂。滋中有清,心肾两调,标本兼治。

医案18:心肾阳虚水肿(慢性心力衰竭)案

谢某,男,1943年8月9日出生,汉族,农民,南阳市宛城区人。以"双下肢水肿两年、加重2个月"为主诉求治。

患者形体肥胖,有高血压病史20余年,最高血压200/120mmHg,经常服用硝苯地平等降血压药,10年前脑出血住院治疗后,留下言语不清、行走不便等后遗症。2年前开始出现遗尿,小便余沥不尽,间断性双下肢水肿,曾服用螺内酯、双氢克尿噻等利尿药,下肢水肿可消失或减轻,但遗尿、尿不尽症状未减轻。2个月前,双侧下肢又发生水肿,服用螺内酯、双氢克尿噻等利尿药后水肿未减轻,且呈进行性加重,故到我院求中医诊治。

初诊(2014年8月12日):患者形体肥胖,面色苍白,言语不清,行走不便,双下肢膝关节以下水肿,以踝关节周围为甚,右侧重于左侧,皮色紫暗,按之凹陷不起。查体:心界向左下扩大,伴有心悸气短,头晕,遗尿,小便余沥不尽,时常尿湿裤子,大便正常,舌质淡胖,苔白腻,脉沉细。实验室检查:尿常规正常,血糖、肝功能、肾功能正常,彩超示心脏主动脉弓升高、双侧心室增大,前列腺不肥大,双下肢股静脉回流无障碍。中医诊断为水肿、卒中后遗症,证属心肾阳虚、水湿内停。西医诊断为慢性心力衰竭、脑血管后遗症。治以温补心肾、通阳利水。方选真武汤合苓桂术甘汤加味。

处方:茯苓30g,白术20g,桂枝10g,制附子10g(先煎)、白芍15g,生黄芪40g,党参30g,葶苈子15g,防己15g,炙甘草10g,泽泻15g,泽兰15g,当归15g,丹参30g,生姜15g。7剂,每日1剂,水煎500ml,分3次口服。

特殊医嘱:注意休息,避免劳累,禁食生冷、油腻之品,晚上睡觉抬高双侧下肢。

二诊(2014年8月20日):服上方7剂后,心悸气短减轻,左侧下肢水肿消失,右下肢水肿改善,遗尿、小便余沥不尽及言语不利、行走不便等症状仍在,舌质淡红,苔薄白,脉沉细。药已对症,病程已久,不可操之过急,守上方继续服用。

2周后家属告知,双侧下肢水肿均已消失,心悸气短症状改善,嘱其经常口服金匮肾气丸,以巩固疗效,且治疗肾气不能固摄所致的遗尿、小便余沥不尽等症状。

【按语】慢性心力衰竭又称慢性心功能不全,是临床上极为常见的危重症。

因心脏受累,功能障碍,心输出量减少,组织器官灌注不足,静脉系统瘀血而表现的一系列综合征。基本临床表现是体循环、肺循环瘀血和心排血量减少及由此引起的交感神经兴奋现象。临床上以左心衰竭比较常见,多见于高血压性心脏病、冠心病、病毒性心肌炎、原发性扩张型心肌病和二尖瓣、主动脉瓣关闭不全等。随着年龄的增加,心力衰竭的发病率逐年增加。

慢性心力衰竭属于中医的心悸、喘证、痰饮、水肿、胸痹等范畴,系大多数心脏病的最终并发症。慢性心力衰竭病程长,病因病机复杂,与心脏受损、肾阳虚衰、心血瘀阻、水饮内停有关,为虚实夹杂之证。主要临床征象是心悸、喘促、尿少水肿及唇甲青紫等。

本案患者体态肥胖,有高血压病史20余年,是引起慢性心力衰竭的基础病因;10年前脑出血住院治疗后,留下言语不清、行走不便等后遗症,导致心血瘀阻、供血不足;2年前出现遗尿、小便余沥不尽、间断性双下肢水肿,为肾阳不足气化无力所致,心阳根于肾阳,脾阳也赖肾阳温养,肾阳亏虚,势必影响心阳和脾阳,出现心脾肾阳气皆虚的征象。加之患者劳倦内伤,病久正虚,过用降压等攻伐之品,均可加重心脾肾阳气亏虚。阳气亏虚,不能运化水湿,而致水液泛滥,发为水肿,既为阳虚阴水,则按之凹陷不起。心阳不足,温煦失职,出现心悸;阳虚水停,凌心射肺,出现短气而喘;中焦阳虚,脾失运化,湿聚成饮,饮阻中焦,清阳不升,则致头晕目眩;肾阳亏虚,气化无力,固摄失职,则致遗尿、小便余沥不尽,时常尿湿裤子;皮色紫暗为血行不畅,血不利则为水,又可加重水肿。既为心肾阳虚、水湿内停,治当温补心肾、通阳利水,方选真武汤合苓桂术甘汤加味。方中桂枝通阳化气;制附子温肾暖脾;白芍舒筋利水;茯苓、防己、泽泻淡渗利水;白术、生黄芪、党参、炙甘草健脾益气;葶苈子泻肺利水;现代药理研究表明,葶苈子具有强心作用,能使心肌收缩力增强、心率减慢,增加心脏输出量,降低静脉压,尚有利尿作用;泽兰、当归、丹参养血活血,促进水肿消散;生姜助桂枝温阳化气。苓桂术甘汤为阳虚水停的基础方,可广泛应用于痰饮、水肿诸证;真武汤经过实验和临床研究,在治疗心力衰竭方面有确切疗效。诸药合用,温补心肾,通阳利水,心肾阳气恢复,化气利水功能健全,水液代谢正常,则水肿、心悸等症状自然改善。

医案19:阳明蕴热粉刺(痤疮)案

冉某,男,1990年8月12日出生,职工,未婚,南阳市宛城区金华乡人。以"颜面部广泛出现丘疱疹伴瘙痒半年余"为主诉求治。

患者正值青春期，平素善食辛辣炙煿之品，加之近段时期工作求职、婚姻屡屡不顺以及炎热的天气，湿热邪毒内蕴阳明，不得疏泄，蒸越于上，出现面部丘疹，越集越密，痛痒交加。未去医院诊治，而是自行涂擦油脂化妆品，效果不佳，故求中医诊治。

初诊（2013 年 8 月 20 日）：症见颜面部广泛分布丘疱疹，脓疱密集伴紫红色结节，丘疹大如黄豆，小如粟粒，连接成片，瘙痒，根部深红色。头面部可见大量皮脂溢出，伴口臭、大便不爽、小便短黄。查体：其他尚可，颜面、前额成片遍布黄褐色油性痂，形状不一致，痂皮高出皮肤 2mm，痂皮下皮肤深红，有少许油性分泌物，舌质红，苔黄腻，脉滑数。中医诊断为粉刺，证属湿热蕴结。西医诊断为痤疮。治以疏风清热、燥湿解毒、凉血活血。方用葛根芩连汤加味。

处方：葛根 30g，黄芩 15g，黄连 10g，金银花 20g，甘草 6g，生地黄 30g，牡丹皮 15g，赤芍 20g，生薏苡仁 30g，当归 15g，川羌活 10g，炒扁豆 30g。7 剂，每日 1 剂，水煎 500ml，分 3 次口服。

特殊医嘱：禁烟酒及辛辣炙煿食品，饮食宜清淡，多饮水，避免日光暴晒。

二诊（2013 年 8 月 20 日）：上药服 7 剂后，脓疱丘疹红色转淡，面部油性分泌物明显减少，疹体变小，瘙痒减轻，大便通畅，舌红，苔黄腻，脉滑数。效不更方，继续服用 7 剂。

三诊（2013 年 8 月 27 日）：又服药 7 剂后，诸证大减，面部痂皮脱落，皮肤润红，口不臭，舌质红，苔薄黄，脉细数。上方加丹参 30g，继服 7 剂。

处方：葛根 30g，黄芩 15g，黄连 10g，金银花 20g，甘草 6g，生地黄 30g，牡丹皮 15g，赤芍 20g，生薏苡仁 30g，当归 15g，川羌活 10g，炒扁豆 30g，丹参 30g。7 剂，每日 1 剂，水煎 500ml，分 3 次口服。

诸证悉愈，随访半年未复发。

【按语】痤疮是一种毛囊皮脂腺的慢性炎症性皮肤病。其原因多由内分泌失调，致皮脂腺管与毛孔的堵塞，引起皮脂外流所致。以颜面部丘疹脓疱结节囊肿等损坏为特征。多发生于青春期男女，常伴有皮脂溢出，青春期过后，大多自然减轻或痊愈。根据皮损的主要表现分为丘疹性、囊肿型、结节性等多种痤疮病变。

痤疮属于中医学"粉刺"的范畴。中医认为，本病多因素体阳热偏盛，加上青春期生机旺盛，营血日渐偏热，血热外壅，气血瘀滞，蕴阻肌肤，而发为此病；或因过食肥甘厚味、鱼腥辛辣之品，肺胃积热，循经上蒸，血随热行，上壅于脸面；或病情日久不愈，气血瘀滞，经脉失养；或肺胃积热，久蕴不解，热瘀互结等皆可成痤疮之疾。

本案患者为湿热蕴结阳明,治当疏风清热、燥湿解毒、凉血活血,方用经方葛根芩连汤加味,葛根升散脾胃郁热,黄芩、黄连、金银花清热燥湿、泻火解毒,生薏苡仁利湿健脾,生地黄、牡丹皮、赤芍、当归、丹参清热凉血、活血化瘀,川羌活祛风燥湿止痒,炒扁豆、甘草健脾、调和诸药。诸药合用,可使阳明湿热得除、血热瘀滞得解,脓丘疱疹痊愈。

医案20:营卫失调经绝前后诸证(围绝经期综合征)案

杨某,女,1963年10月5日出生,南阳市城区人,机关公务员。以"烦躁易怒、心悸失眠半年,加重1周"为主诉求治。

患者半年前开始月经紊乱,全身忽寒忽热,颜面阵阵发热,时有汗出,夜间手足心热甚,烦躁易怒,心悸口苦,周身困痛。曾用西药调节神经、激素及中药知柏地黄丸等进行调理,效果不佳。1周前症状加重,烦躁易怒,心悸胸满,失眠多梦,遂到我院就诊。

初诊(2013年10月6日):患者表情痛苦,双目布满血丝,自诉心胸烦躁,时常乱发脾气,不能自控,夜间辗转反侧,入睡困难,时或惊醒,伴口苦咽干、周身困痛、烘热汗出,月经本月提前10天、量较少,查舌质红、苔薄白、脉弦细。实验室检查:雌二醇(E_2)223pmol/L,水平低于正常值;促卵泡激素(FSH)24IU/L,促黄体激素(LH)31IU/L,水平明显上升。追问病史排除甲状腺功能亢进、肿瘤、结核等其他器质性疾病。中医诊断为更年期综合征或经绝前后诸证,证属肝郁肾虚、营卫失调。现代医学称之为围绝经期综合征。治以调补肝肾、畅达枢机、平衡阴阳、调和营卫。方用柴胡桂枝汤合当归芍药散加味治疗。

处方:柴胡15g,黄芩15g,半夏12g,桂枝10g,白芍15g,党参30g,甘草6g,生龙骨30g,生牡蛎30g,当归15g,白术15g,茯苓20g,川芎15g,制首乌30g,生姜10g,大枣6枚。每日1剂,水煎600ml,分3次口服,10剂。

特殊医嘱:服药期间禁食辛辣刺激之品,保持良好心态。

二诊(2013年10月15日):患者服用上药10剂后,诸证减,情绪平稳,烦躁易怒减轻,夜能安寝,潮热汗出止。药已中病,效不更方,继续用上方5剂制成水丸,每袋10g。每日3袋口服,以巩固调理,1个月后告知诸证痊愈。

【按语】围绝经期综合征属于中医经绝前后诸证等范畴。肾为先天之本,主生殖,妇女年届"七七"进入更年期,肾气渐衰,天癸将竭,冲任二脉虚损,精血不足,气血失调,阴阳失衡,脏腑功能紊乱,引起绝经前后诸证,《黄帝内经》云:"七七,任脉虚,太冲脉衰少,天癸竭,地道不通,故形坏而无子也。"即是对女子绝经生理、病理过程的高度概括。柴胡桂枝汤中,小柴胡汤疏肝解郁,清热除烦,理脾扶正,与此证病机相合,用之可使肝气条达,少阳枢机运转,郁于半表半里之邪热得除;桂枝汤为桂枝甘草汤,辛甘化阳,与芍药甘草汤酸甘化阴之合,用之可外合营卫,内调阴阳,为烘热汗出之效方,《伤寒论》云:"脏无他病,时发热自汗出而不愈者,……宜桂枝汤。"即是经典之道;当归、芍药擅养血疏肝,健脾利湿,可治疗气血失调,肝郁气滞,肝脾不调之证;生龙骨、生牡蛎镇惊安神;制首乌养血补肾。诸药合用平调阴阳,疏导祛邪,从而使阴平阳秘,营卫调和,气机畅达,脏腑功能恢复正常。本病病程较长,故取效后再制丸以图长效。

本案是柴胡桂枝汤、当归芍药散在临床上的扩大应用。实践证明,经方应用于临床,若方证相符,既药精力专,又疗效显著。

二、不育疾病

医案1:脓精(精囊炎)不育案

陈某,男,1977年10月21日出生,个体司机,南阳市宛城区人。以"射精疼痛,精液黄臭带血半年"为主诉就诊。

患者体态偏胖,平素喜欢吃辛辣食物,容易上火。加之职业因素,长期开车围坐软座,进入夏季以来,常感阴囊潮湿,小便混浊。半年前出现射精后疼痛,伴精液色黄、混浊,时有脓性物和血精,气味馊臭。市内某医院泌尿科诊断为精囊炎,实验室检查精子质量差。应用环丙沙星片等药治疗2周疗效不佳。患者考虑还要兼治不育,故求治我院中医诊治。

初诊(2011年9月25日):患者自诉半年来射精后精液色黄、浑浊,时有脓性物和血精,气味馊臭。性交射精时疼痛,有时疼痛可放射至腹股沟、会阴或腰部,血精呈粉红色,有时带有血块,尿道灼热,小便赤涩。出现上述症状后,其妻一直未孕。察舌质红,苔黄腻,脉滑数。实验室检查精液量3ml,精液黄稠、有脓性分泌物,白细胞(+++),红细胞(+),精子密度21×10^6/ml,a级精子活力18.35%,b级精子活力21.02%,c级精子活力38.54%,d级精子活力22.09%,

液化时间 40 分钟。诊断为脓精症,证属肝经湿热,即西医之精囊炎,且已导致不育。治以清热解毒、利湿通窍。方用龙胆泻肝汤合黄连解毒汤加减。

处方:龙胆草 15g,生栀子 30g,黄芩 15g,生地黄 15g,车前子 15g,泽泻 10g,通草 6g,黄连 10g,黄柏 15g,蒲公英 30g,连翘 15g,枳壳 10g,三七 6g(冲服)。每日 1 剂,水煎 600ml,分 3 次口服,10 剂。

特殊医嘱:服药期间,饮食清淡,戒除烟酒,禁食辛辣刺激食物,防止频繁热水浴,衣着宽松,避免长途围坐,并注意节欲。

二诊(2011 年 10 月 6 日):患者服上方 10 剂后,因禁欲,也未遗精,未发现脓精和血精。但自我感觉良好,阴囊潮湿、尿道灼热、小腹疼痛症状消除,小便色黄,仍感涩滞不畅,大便稀溏。舌质红,苔黄腻,脉滑数。未进行实验室检查。用药后肝经湿热和热毒之因得以消减,全身症状有所改善。大便溏泄为寒凉药物伤胃表现,小便涩滞和舌脉表现说明湿热之症仍然存在。药已对症,稍作调整,减清热解毒之力,佐补气健脾之药。

处方:龙胆草 10g,生栀子 15g,生薏苡仁 30g,生地黄 15g,车前子 15g,泽泻 10g,通草 6g,黄连 10g,黄柏 15g,蒲公英 30g,茯苓 15g,焦白术 15g,三七 6g(冲服)。每日 1 剂,水煎 600ml,分 3 次口服,20 剂。

服药期间仍遵上述医嘱。

三诊(2011 年 10 月 26 日):患者近 1 周前有两次性生活,性交后均未发现脓性分泌物、血精和疼痛,但精液仍有混浊。小便色清、顺畅,大便正常,舌质淡红,苔薄,脉细数。实验室检查精液量 3ml,精液黄浊,白细胞(+),红细胞(-),精子密度 20×10^6/ml,a 级精子活力 22.26%,b 级精子活力 20.42%,c 级精子活力 33.51%,d 级精子活力 23.80%,液化时间 30 分钟。病势已去八九,生精环境已得改善。在清除余邪的同时,酌加补肾养精之品。

处方:菟丝子 10g,生栀子 15g,生薏苡仁 30g,生地黄 15g,车前子 15g,泽泻 10g,五味子 10g,枸杞子 15g,黄柏 15g,覆盆子 10g,茯苓 15g,黄芪 30g,丹参 20g(冲服)。每日 1 剂,水煎 600ml,分 3 次口服,10 剂。

服药的同时可选择机会怀孕。

3 个月后,患者打电话告知所有症状已全部消除,其妻已怀孕 2 个月。

【按语】脓精是以精液混浊、色黄,甚或有脓细胞,影响生育力为主要表现的肾系疾病。相当于西医生殖道感染所致的不育症,如输精管炎、细菌性精囊炎等。精囊炎常并发前列腺炎,加上精囊本身的解剖结构特点,分泌物易产生瘀积,引流不畅,使本病的治疗较为困难,如未彻底控制,则易转为慢性,甚或影响精子的质量,造成不育。中医文献中无此病名,也很少有类似的记载,其病因精室伏热、肝经湿热所致。本案患者体态偏胖,平素喜欢吃辣椒等辛辣食物,积湿蕴热,加之职业因素,经常开车围坐软座,压迫阴囊、会阴部位,使上述部位产热、充血,影响精囊等生殖器官的功能,致使素体精室伏热。又因夏暑天热,外感湿热之邪,或不洁交合,感受湿热毒邪,循肝经下注精室,湿热毒邪腐精为脓,脓液败精相互搏结,发为本病。精室素有伏热,故兼有会阴部不适或灼疼、阴囊潮湿;肝经湿热郁阻,精道不畅则性交射精时疼痛,有时疼痛可放射至腹股沟、会阴或腰部等肝经循行部位;肝经湿热循经下注,犯扰精室,引动精室伏热,腐精为脓,脓液败精与精液混杂,故见精液色黄、混浊或脓精;湿热内侵,损伤血络,与精同下,故见血精;瘀血内停,可见精液中血块;膀胱气化不利,故见小便赤涩;湿热瘀阻,以致残精败血瘀阻精关窍道,影响精子活力而致不育;舌质红、苔黄腻、脉滑数等余症均为湿热之症。方中龙胆草清泻肝胆湿热,生栀子、黄芩、黄连、黄柏、蒲公英、连翘清热解毒,生地黄清热凉血,车前子、泽泻、通草、枳壳利水通淋以通窍,三七化瘀止血。二诊时寒凉过度,出现大便溏泄,故在减清热解毒药量的同时,加焦白术、茯苓、生薏苡仁以健脾祛湿。三诊时加黄芪、丹参、五子衍宗丸以补肾益精、补气通络,以提高精子活力而促使孕育。纵观整个治疗过程,前期用大量清热解毒、利湿通窍之品,集中精力解决湿热、热毒蕴集精室的脓精病变,药精力专,收效显著;湿热毒邪清除,精道瘀阻自除,精子少受湿浊困扰,活力自然增加;再加补肾益精、活血通络之剂,效果更加明显。契合中医"急则治其标,缓则治其本"之意。

医案2:气滞血瘀不育(少精子症)案

庞某,男,1974年11月7日,私企员工,南阳市内乡县人。以"婚后3年未育"为主诉就诊。

患者性格孤僻,结婚前有手淫史,加上失恋遇有不顺心事情,常压抑心中,时或恼怒、抑郁,在朋友圈中不算开朗之人。结婚后,夫妻经常生活在一起,无特殊原因,其妻未能怀孕,在市内某三甲医院检查,其妻各项生殖功能正常,故到我院男科求治。

初诊(2011年9月27日):经询问得知,患者行房时精液排出量少,平时也无遗精、滑精等现象,阴部、小腹胀痛。平素心情不舒时,感觉胸闷胁痛,急躁易怒,追问患者无腰膝酸软、头晕耳鸣及小便混浊、会阴瘙痒等症状,查舌质紫暗,苔薄白,脉弦涩。实验室检查:精液量1.5ml,精子密度$12.36 \times 10^6/\text{ml}$。阴囊彩超显示左侧精索静脉曲张。诊断为精少不育症,证属气滞血瘀型。治以疏肝理气、活血化瘀。方用少腹逐瘀汤合桂枝茯苓丸加味。

处方:当归 15g,川芎 15g,赤芍 20g,柴胡 15g,小茴香 15g,桂枝 12g,干姜 10g,没药 10g,延胡索 15g,蒲黄 10g,五灵脂 15g,桃仁 20g,茯苓 15g,牡丹皮 12g,水蛭 10g。每日 1 剂,水煎 600ml,分 3 次口服,15 剂。

特殊医嘱:服药期间保持心情舒畅,禁食寒凉、生冷、肥腻之品,加强锻炼。

二诊(2011 年 10 月 15 日):患者服用上方 15 剂后,精神状态好转,急躁易怒现象减轻,阴部、小腹胀痛症状消失,性生活后自觉射精量有所增加但不明显;查舌质淡暗,苔薄白,脉弦涩。肝郁之证有所减轻,但精道仍不通畅,继续用上方加减活血通精。

处方:当归 15g,川芎 15g,赤芍 20g,柴胡 15g,小茴香 15g,桂枝 12g,干姜 10g,没药 10g,延胡索 15g,制穿山甲 8g(冲服)、桃仁 20g,茯苓 15g,牡丹皮 12g,水蛭 10g。每日 1 剂,水煎 600ml,分 3 次口服,15 剂。

三诊(2011 年 10 月 30 日):患者服上方后,自感射精量大增,查舌质淡红,苔薄白,脉弦数。实验室检查:精液量 3ml,精子密度 $21.36 \times 10^6/ml$,a 级精子活力 22.31%,b 级精子活力 20.25%,c 级精子活力 20.25%,d 级精子活力 36.08%,液化时间 30 分钟。精道疏通后,精子数量、密度和活力得到很大的提升,疗效显著。因不愿服汤药,改为中成药逍遥丸合桂枝茯苓丸,每日 2 次,继续口服,巩固疗效。告知患者放松心态,戒烟限酒,增加夫妻感情,把握有孕机会。1 个月后电话随访得知其妻已怀孕。

【按语】精少是以精液量少于 2ml 或精子数量少而影响生育力为主要表现的肾系疾病,是男性不育症的主要原因之一。本病在《诸病源候论》等古代医籍中即有记载,大多数医家认为是劳伤伤精所导致,多以补肾生精为主。在强调肾主生殖的同时,又不可忽视肝经的重要性。本案患者无腰膝酸软、头晕耳鸣及小便混浊、会阴瘙痒等症状,说明无肾虚及湿热表现。肝主藏血,主疏泄。疏泄功能正常,肝血充养,则生殖器官得以滋养,婚后房事得以持久;凡失恋、失意、思虑过度或夫妻感情不和、精神紧张,或所欲不随、忍精不泄、蓄积日久,均可使肝失疏泄,以致生殖功能失常;或遇严重痛心之事悲哀欲绝,或恼怒过甚,郁怒伤肝,日久都可导致气滞血瘀,精道不畅,影响精液的排泄。本案患者性格孤僻,结婚前有手淫和失恋史,遇有不顺心事情,常压抑心中,时或恼怒、时或抑郁,表现有极度的肝郁征象。肝主疏泄,调畅气机,推动血行,所谓"气行则血行"。肝气郁结,气滞血瘀,气血搏结阻塞精道,故行房时精液排出量少,阴部、少腹胀痛;肝经布两胁,肝气郁结,经脉不利,故胸闷胁胀;肝主调畅情志,肝气郁结,疏泄失常,故急躁易怒;气滞血瘀,故舌质紫暗、脉弦涩。方中当归、赤芍、蒲黄、五灵脂、桃仁活血化瘀、清理精道;柴胡疏肝行气,气行则血行;延胡索、川芎、没药行气止痛,活血化瘀;桂枝、小茴香、干姜温经散寒,血得温而行。水蛭、制穿山甲破血逐瘀,疏通精道;牡丹皮凉血散瘀,茯苓健脾利湿。全方取其少腹逐瘀汤温经逐瘀合桂枝茯苓丸活血攻坚之意,共奏行气温经活血化瘀之功。保持心情舒畅,禁食寒凉、生冷、肥腻之品,加强锻炼,也是有利于肝气舒畅的举措。气血畅行,精道疏通,精子数量和精子密度自然提高。

男性不育受多种原因共同影响。气滞血瘀是原因之一,特别是精索静脉曲张导致的不育症,大多是由于气滞血瘀所致,临床上我们一般主张先进行中药保守治疗,如果有效就可免受手术之伤,调治无明显效果后,再视其曲张程度考虑手术治疗,毕竟精索静脉曲张手术本身也会对睾丸的生精功能造成一定的影响。

医案3:肾精亏虚不育(内分泌性不育)案

王某,男,1983年5月6日出生,南阳市卧龙区人,私企职员。以"婚后一年余未育"为主诉求治。

患者形体较瘦,饮食不佳,平素常患感冒,结婚1年半,夫妻性生活正常,其妻未孕。2个月前到市内某三甲医院对男女双方进行综合检查,结果女方正常,男方精子活力、精子数量和内分泌指标出现异常,被诊断为内分泌失调不育症。经用药物氯米芬(克罗米芬)、绒毛膜促性腺激素治疗2个月后,其妻仍未怀孕。遂到我院求中医诊疗。

初诊(2011年6月7日):患者主诉平时神疲乏力、腰膝酸软、头晕耳鸣、性欲不强等,饮食尚可,小便清长,无尿频、尿急、尿痛等排尿障碍症状,查舌质淡,苔薄白,脉沉细。实验室检查:精液量2.5ml,精子密度$16 \times 10^6/ml$,a级精子活力15%,b级精子活力20%,c级精子活力25%,d级精子活力40%,30分钟液化;性激素测定:促卵泡激素(FSH):73IU/L(0.8~8.5),促黄体激素(LH):0.95IU/L(1.0~12.5),泌乳素(PRL):3 098.17mIU/L(901~8 776.8),孕酮(P):7.25nmol/L(0.318~6.36),睾酮(T):84.32pmol/L(121.45~520.5),雌二醇(E_2):217.26pmol/L(0~220.2)。诊其为内分泌性不育症,由内分泌失调所导致,证属肾精亏虚,治以补肾益精,用自拟生精促育汤加减。

处方:熟地黄20g,山药15g,山茱萸15g,枸杞子30g,菟丝子30g,覆盆子20g,五味子15g,车前子15g,川芎10g,当归15g,赤芍15g,路路通20g。

每日 1 剂,水煎 600ml,分 2 次口服,15 剂。

特殊医嘱:服药期间加强营养,禁酒限烟,禁食辛辣刺激食物。

二诊(2011 年 6 月 23 日):患者服上述药物后,神疲乏力、腰膝酸软、头晕耳鸣、性欲不强等症好转,查舌质淡红,苔薄白,脉沉细。药证相符,效不更方,继续服用自拟生精促育汤加减。

> 处方:熟地黄 20g,山药 15g,山茱萸 15g,枸杞子 30g,菟丝子 30g,覆盆子 20g,五味子 15g,车前子 15g,川芎 10g,当归 15g,赤芍 15g,丹参 30g,黄芪 40g,路路通 20g。每日 1 剂,水煎 600ml,分 2 次口服,30 剂。

三诊(2011 年 7 月 23 日):患者服上方 30 剂后,自我感觉良好,无不适症状,性功能恢复正常,舌质淡红,苔薄黄,脉细数。实验室复查:精液量 4ml,精子密度 $21 \times 10^6/ml$,a 级精子活力 26%,b 级精子活力 22%,c 级精子活力 19%,d 级精子活力 33%,30 分钟液化;性激素测定:FSH:1.85IU/L,LH:3.56IU/L,PRL:3 312.07mIU/L,P:6.68nmol/L,T:14.61nmol/L,E_2:132.63pmol/L。对照正常值,各项指标恢复正常。嘱其继续巩固治疗,并择时受孕。后电话随访,共服上方 50 剂后,其妻已怀孕,足月生一女婴,并表谢意。

【按语】男性不育症是男性因精气不足而丧失生育能力的一种病症。其病因极为复杂,一般可概括为七情内伤、六淫侵袭、脏腑虚弱、饮食不节、劳倦伤精、药物不良反应等,这些因素均可造成人体精气不足,出现少精或无精而致患者不育。中医理论认为,肾为先天之本,肾主藏精、主生长、发育和生殖,开窍于耳及二阴。其所藏的先天之精是生殖、发育的根本。精子的生成有赖于肾阴的滋养和肾阳的温煦;肾主命门之火是促进生殖、发育的动力;其司前阴的功能直接主宰着外生殖器勃起与排精的功能。《素问·上古天真论》云:"丈夫……二八,肾气盛,天癸至,精气溢泄,阴阳和,故能有子;……八八,天癸竭,精少,肾脏衰……"肾中精气与功能正常,则生殖能力健全;肾中精气衰退或功能失常,就会造成生殖功能低下。故男性不育大多是由于肾精气衰退、功能失常所致。本案患者饮食不佳,精子活力、精子数量和内分泌指标出现异常,被诊断为内分泌失调不育症。平时神疲乏力、腰膝酸软、头晕耳鸣、性欲不强等,舌质淡,苔薄白,脉沉细。先天禀赋不足,精气亏虚,故形体消瘦,易神疲乏力。肾虚精亏故症见腰膝酸软、头晕耳鸣、性欲不强,少精或无精等。辨证为肾精亏虚,治以补肾益精之法,随证进行加减。用自拟生精促育汤做主方,方中熟地黄、山药、山茱萸、枸杞子、菟丝子、覆盆子补肾益精,以固生殖之本。男性不育症患者病程较长,多为久病。中医理论认为"久病必有瘀""怪病必有瘀"。现代研究"瘀血"往往是在以往的慢性炎症、组织损伤基础上造成血运不畅,从而导致局部组织失养。因此,瘀血是男性不育的另一个主要病理机制。活血化瘀是中医的一个重要理论和治疗原则,活血化瘀类的中药可改善血液循环及神经营养,促进损伤组织的修复,改善血液理化性质,有助于改善睾丸及附睾功能。故选用当归养血活血,精血同源,养血即可生精,活血能通精道;赤芍、丹参、川芎、路路通活血化瘀,以疏通精道;黄芪补气生精、提高精子活力;五味子补肾益气生津;车前子利水渗湿,以防补腻之弊。全方组合六味地黄汤、五子衍宗丸、四物汤之效,共奏补肾益精、疏通精道的作用。

医案4:肾虚湿瘀不育(免疫性不育)案

江某,男,1986年9月12日出生,南阳市卧龙区人,单位职工。以"婚后3年未育"为主诉求治。

患者5年前上大学期间在一次篮球比赛时,因不慎会阴部被篮球砸伤,当时阴囊肿胀、睾丸刺痛,半月后肿痛才得以缓解。结婚后夫妻感情和谐,性生活正常,但结婚3年其妻未能怀孕。经市内两家三级医院检查,女方生殖系统和内分泌指标均正常。男方到省内某医院就诊检查,经精液常规和精浆化验,精子数量和活力较低,抗精子抗体阳性,被诊断为免疫性不育症。前医用罗红霉素片、泼尼松片、维生素E治疗3个月后,抗精子抗体仍未转阴,遂到医院求中医诊治。

初诊(2011年4月2日):患者自诉平素阴囊潮湿、小便黄浊、腰膝酸软、头晕乏力、五心烦热。偶遇心情不爽即感胁肋苦满、睾丸刺痛、腰膝酸软、头晕乏力,查舌质暗红、舌苔薄黄、脉沉弦。实验室检查:精液量5.50ml,精子密度16×10^6/ml,a级精子活力9.76%,b级精子活力14.63%,c级精子活力8.54%,d级精子活力67.07%,50分钟液化。E_2:212.02pmol/L(28~156.34),T:1 562.54 nmol/L(864~2 900.92),精浆抗精子抗体阳性。双侧睾丸鞘膜积液。诊断为免疫性不育症,证属肾精亏虚、湿毒蕴结。治以补肾解毒化瘀法。

处方:熟地黄20g,黄精20g,山药15g,山茱萸15g,枸杞子30g,菟丝子30g,败酱草30g,虎杖30g,白花蛇舌草30g,野菊花20g,水蛭6g,丹参30g,当归20g,赤芍15g,路路通20g。每日1剂,水煎400ml,早、中、晚分3次空腹口服,15剂。

特殊医嘱:服药期间饮食清淡,禁酒限烟,禁食辛辣刺激食物。

二诊(2011年4月17日):患者用上述药物15天后,阴囊潮湿、小便黄浊症状减轻,五心烦热之症解除。腰膝酸软、头晕乏力等症好转,性功能比用药前增强。腰膝酸软,头晕乏力,舌质暗红,苔薄黄,脉沉弦。但仍因情绪因素自觉睾丸不舒或胀痛,用药后未出现腹痛、泄泻等症。尽管未做实验室检查,但已感药证相符,在上方的基础上稍作调整。

处方:熟地黄15g,黄精30g,山药20g,山茱萸15g,枸杞子30g,菟丝子30g,败酱草30g,虎杖30g,白花蛇舌草30g,野菊花20g,水蛭6g,丹参30g,当归20g,赤芍15g,路路通20g,红花15g,桃仁20g。每日1剂,水煎400ml,早、中、晚分3次空腹口服,每10天一复诊,连服60剂。

特殊医嘱:服药期间饮食清淡,禁酒限烟,禁食辛辣刺激食物,并树立信心、坚持治疗。

三诊(2011年6月17日):患者服用上述药物2个月后,心情舒畅、精神饱满,自觉症状全部消除。实验室检查:精液量5ml,精子密度$18 \times 10^6/ml$,a级精子活力15.23%,b级精子活力21.36%,c级精子活力16.52%,d级精子活力46.99%,30分钟液化,精浆抗精子抗体阴性。各项生育指标均有提高,嘱其继续用药巩固,并择时试孕。患者又坚持用药15天自行停药,1个月后追访其妻已怀孕。

【按语】免疫性不育是因男性自身对抗精子的自身免疫反应所引起的不育,其基础是精子作为一种抗原在男性体内激发引起免疫反应。其产生原因主要是血生精小管屏障破坏和免疫抑制功能障碍,产生抗精子抗体。抗精子抗体通过多种途径、多个环节破坏人体生殖系统,其作用于生殖细胞,影响精子生成,造成少精子或无精子。精子凝集抗体使精子凝集,精子制动抗体使精子制动,从而影响精子活力,干扰精子获能与顶体反应。抗精子细胞的毒作用使精子死亡,抑制精子、卵子融合以及破坏受精后的前期胚胎发育。中医典籍对本病缺乏明确记载,但可归属于不孕症范畴。近年来,一些中医学者借鉴现代医学对本病病因病理研究的理论观点,从中医角度出发,对其病因病机进行了有益的探讨。认为现代医学的免疫学观点与中医学的"邪正相争"发病学说可能有密切关系。免疫性疾病可因为免疫缺陷、紊乱所致,这与中医的"邪之所凑,其气必虚"的观点相吻合。徐福松教授认为男性免疫性不孕的病位,首在肝肾,次在肺脾;病因之本为肾虚,病因之标为损伤或感染;病机为正虚邪恋,虚实夹杂。以肾虚为主,涉及肝、脾、肺。本案患者为早期外伤使精道受损,湿热瘀血互结扰及精室所致。其根本为肾精亏虚。病机特点为正虚邪恋,虚实夹杂,虚为肾精虚,实为外伤日久所致瘀血、湿热毒邪。故腰膝酸软、头晕乏力、五心烦热为肾精亏虚所致;阴囊潮湿、小便黄浊为湿毒蕴结所致;胁肋苦满、睾丸刺痛为瘀血阻滞所致;舌质暗红、苔薄黄，脉沉弦亦为肾虚毒瘀阻滞之象。治以补肾解毒化瘀为主，方中熟地黄、黄精、山药、山茱萸、枸杞子、菟丝子补肾填精，以固生殖之本；败酱草、虎杖、白花蛇舌草、野菊花清热利湿解毒，以清湿毒之患。现代药理研究显示，虎杖有抑制病理性免疫反应的作用，白花蛇舌草既可激活偏低的细胞免疫，又可抑制过高的体液免疫。水蛭、丹参、当归、赤芍、路路通、桃仁、红花活血化瘀，以通精道瘀滞。现代药理研究表明，此类药物可作免疫抑制剂，对体液免疫和细胞免疫均有一定的抑制作用。当归、丹参补血活血，适用于体质较弱者，可促进消除抗原，防止免疫复合物产生、抑制抗原抗体免疫反应所引起的病理性损坏。水蛭、赤芍、路路通对已沉积的抗原抗体复合物有促进吸收和消除作用。诸药合用可抑制亢进的免疫功能，清解生殖系统炎症，疏通输精管道梗阻，以消除抗精子抗体，使精液的液化和精子的数量、活力、活率达到正常指标，使女方受孕。

医案 5：肾阳亏虚（少弱精子症）不育案

李某，男，33 岁，南阳南召人。以"婚后 2 年未育"为主诉求治。

患者平素体质瘦弱，经常酗酒，且长期从事装修行业。夫妻感情融洽，经常在一起生活，性功能尚可但不坚挺。结婚 2 年妻子从未有孕。其妻经妇科检查，输卵管不通畅，同时进行手术治疗，此次以未育求治。

初诊（2013 年 3 月 7 日）：经患者自诉病史和查体，其面色㿠白，精薄清冷，体态瘦弱，身体困倦，腰膝酸软，头晕耳鸣，夜尿清长。体检外阴及睾丸发育正常。无尿频、尿急、尿痛等排尿障碍之症，饮食尚可，因饮食不当大便经常出现泄泻，观舌淡白，苔薄白，脉沉弱。进行男科精液常规检查时，发现其精液存在严重问题，精子密度 $17.17 \times 10^6/\text{ml}$，精子活动率 32.81%，a 级精子活力 0，b 级精子活力 28.13%，c 级精子活力 4.69%，与正常标准存在较大差距。病症为男性不育，证属肾阳亏虚、肾精不足，西医诊断为少弱精子不育症。治以温补肾阳、填补肾精为主。方选五子衍宗丸合六味地黄丸、二仙汤加减。

处方：菟丝子 30g，枸杞子 15g，五味子 15g，车前子 15g，覆盆子 15g，山药 20g，熟地黄 20g，山茱萸 15g，仙茅 15g，淫羊藿 15g，当归 20g，川芎 10g，路路通 20g，鹿角胶 20g（烊化）。7 剂，每日 1 剂，水煎 600ml，分 3 次口服。

二诊（2013 年 3 月 14 日）：患者用药 7 天后，精神状态好转，身体困乏有所减轻，舌苔、脉象同前，但用药 4 天后，出现大便泄泻，每日 2～3 次。综合考虑，辨证正确，用药合理，但患者平素脾胃虚弱，补血滋腻之品用量稍大以致脾胃受伤，出现泄泻。药物稍作调整。

处方:菟丝子30g,枸杞子15g,五味子15g,车前子15g,覆盆子15g,山药20g,熟地黄15g,山茱萸15g,仙茅15g,淫羊藿15g,桂枝10g,炒薏苡仁30g,炒扁豆30g。7剂,每日1剂,水煎600ml,分3次口服。

三诊(2013年3月21日):药物调整后患者大便正常,腰酸体倦之症好转,性功能比用药前有所好转,舌质渐转淡红,脉虽沉但有力,证治相符,效不更方,按上方继续服用30剂。

四诊(2013年4月22日):患者连续用药45日后,面色由淡白转为红润,精神饱满,体健有力,腰膝酸软之症得以好转,舌质淡红,脉缓和有力,性功能恢复正常。复查精液常规,精子密度$68.06 \times 10^6/ml$,精子活动率71.03%,a级精子活力20.69%,b级精子活力31.03%,c级精子活力19.13%,各项指标均符合男性生育标准。嘱其强化对妻子的治疗,可以进行孕育。

【按语】不育症为男科常见疾病,凡夫妻性生活正常结婚一年以上未受孕者,称为不育症。肾藏精,为生殖之本,肾精充足,天癸旺盛,两精相合,故能生育。若先天不足或恣情纵欲、房事过度,或手淫早婚,均可造成肾气虚衰、命门火衰而致精薄清冷,影响生育。现代医学认为,凡是精子密度小于$20 \times 10^6/ml$、精子活动率小于60%,精子活力a级小于25%或a+b级小于50%,均可称为少精子症或弱精子症。本案患者体质禀赋较差,加之后天脾胃虚弱致使肾阳亏虚,肾精亏少,而出现腰膝酸软、头晕耳鸣、神疲倦怠、夜尿清长、舌淡、苔薄白、脉沉细等肾阳、肾精亏虚证。肾精亏虚,精少力薄;肾阳不足,温煦无力,致使宗筋失养、苟合无力,影响精子数量和质量而产生不育。既是阳亏精少,治当温补肾阳、填补肾精,方选五子衍宗丸合六味地黄丸、二仙汤加减而成。方中菟丝子、五味子、枸杞子、覆盆子补肾固精,仙茅、淫羊藿、桂枝温壮肾阳,熟地黄、山药、山茱萸、当归滋阴养血,从阴求阳,车前子、炒薏苡仁、炒扁豆补脾祛湿,以治泄泻,路路通、川芎养血活血、疏通精道。在方药组合中体现了"善补阳者,必从阴中求阳""善补阴者,必从阳中求阴"的阴阳化生原则,另外还有补后天以资先天的先后天互补理论。前后仅治疗45天,就使肾阳得温、肾精得补,精薄清冷之证得以解除,精子密度由$17.17 \times 10^6/ml$增加到$68.06 \times 10^6/ml$,精子活动率由32.81%增加到71.03%,精子活力a级由0增加到20.69%、b级由28.13%增加到31.03%、c级由4.69%增加到19.13%,从而符合生育的各项指标。

医案6:湿热死精不育(死精子症)案

张某,男,1982年8月25日出生,汉族,农民,南阳市桐柏县人。以"婚后4

年未育"为主诉求治。

患者婚后性生活及女方生理正常,4年未孕,在外院治疗无效,且无附睾结核及睾丸肿痛之病史。遂到我院求治。

初诊(2014年5月4日):夫妻性生活正常,婚后4年未育。伴腰膝酸痛,头晕耳鸣,小便不畅,尿黄赤起沫,阴囊潮湿,舌红,苔黄腻,脉弦滑。精液常规:精子计数$9×10^6$/ml,死精子占85%。中医诊断为男性不育症,证属湿热内蕴。西医诊断为死精子症。治以清利湿热,兼补肾精,方选草薢分清饮合五子衍宗丸加减。

处方:草薢20g,生薏苡仁30g,石菖蒲10g,黄柏10g,茯苓20g,当归15g,菟丝子15g,五味子15g,车前子15g,枸杞子15g,覆盆子15g,败酱草30g,龟甲胶15g(烊化)。每日1剂,水煎500ml分3次口服。

特殊医嘱:饮食合理,忌食辛辣、生冷、烟酒。遵守医嘱,按疗程用药,切忌服药时断时续。

上方治疗2个月,阴囊潮湿、小便不畅、腰酸等症已减,舌淡红,舌苔薄白,脉弦,精子计数$24×10^6$/ml,活动精子占30%,形态畸形占4%。后转温清并进之法,以草菟汤加味。

处方:草薢20g,生薏苡仁30g,石菖蒲10g,茯苓20g,当归15g,菟丝子15g,沙苑子15g,黄芪30g,枸杞子15g,红花6g,赤芍20g,鹿角胶15g(烊化)。每日1剂,水煎500ml,分3次口服。

连服10个月,腰酸已除,苔转薄白,脉细弦,复查精液恢复正常,嘱其择期受孕。

【按语】死精子症是造成男性不育症的原因之一。中医认为,死精子症多由禀赋素弱、先天不足,或后天失调、早婚房事不节、频繁手淫等致伤肾气,肾气虚则命门火衰。肾为生精藏精之处,肾气不足,肾阳虚衰,其生精养精功能失常,致使死精子增多。还有素嗜辛辣醇酒厚味,湿热内生,熏蒸精宫,肾精伤残,也会引起死精子症。

本案为湿热内蕴所致,故伴有小便不畅、尿黄赤起沫、阴囊潮湿、舌红、苔黄腻、脉弦滑等症,方选草薢分清饮以清利下焦湿热,正本清源,优化生精环境。肾藏精,主生殖,凡少精不育之症,大都与肾有关。本案患者精子密度较低,死精子率高,故在清利湿热、分清泌浊的基础上加五子衍宗丸,以补肾填精,双管齐下,标本兼治。湿性黏滞,缠绵难愈,精子生成周期较长,故仿徐福松教授经验以草菟汤加味巩固疗效,恢复精子活力。

医案7：湿热型不育（弱精子症）案

党某，男，1988年7月17日出生，南阳市区人，私营企业职员。以"婚后2年未育"为主诉求治。

患者平素缺乏锻炼，形体肥胖，经常聚友饮酒，阴囊潮湿、小便黄浊。结婚后夫妻感情和谐，性生活正常，但结婚2年其妻未能怀孕。双方家长非常着急，多次催促女方到医院检查，经市内两家三级医院检查，女方生殖系统和内分泌指标均正常。无奈男方也到市内某医院就诊检查，精液常规化验显示，精子活力较低，被诊断为弱精子不育症。前医用枸橼酸他莫昔芬、十一酸睾酮及温肾壮阳的中药治疗2个月后，患者感觉口干舌燥、烦躁失眠、大便干结，自认药不对症，遂到我院求治。

初诊（2011年3月5日）：患者自诉平时阴囊潮湿、小便黄浊。近期尿频尿痛，大便干结，精液黄稠，会阴部瘙痒。症见形体肥胖，面部潮红，舌质红，舌苔黄腻，脉滑数。实验室报告显示，精液量3ml，精液黄稠，精子密度$26 \times 10^6/ml$，a级精子活力1.96%，b级精子活力4.9%，c级精子活力16.67%，d级精子活力76.47%，30分钟液化。诊其为不育症，由弱精子所致，证属湿热下注型，治以清热利湿为主、辅以活血通络，用自拟"化浊清育汤"加减治之。

处方：生薏苡仁30g，车前子15g，黄柏15g，萆薢20g，金银花20g，败酱草30g，通草6g，当归20g，丹参30g，赤芍20g，山药20g，茯苓15g，黄芪30g。每日1剂，水煎600ml，早、中、晚分3次空腹口服，15剂。

特殊医嘱：服药期间饮食清淡，禁酒限烟，禁食辛辣刺激食物。

二诊（2011年3月21日）：患者服用上述方药15天后，阴囊潮湿、会阴部瘙痒、口干舌燥、烦躁失眠之症消失，大便恢复正常，尿频尿痛症状减轻，小便仍有浑浊。舌质淡红暗，苔薄黄腻，脉滑数。药证相符，湿热之邪虽已消除，但仍有留存，继续巩固治疗，法当以利湿清热为主、辅以补气通络，用上方加减。

处方：生薏苡仁30g，车前子15g，黄柏15g，萆薢20g，白术20g，淫羊藿15g，通草6g，当归20g，丹参30g，赤芍20g，山药20g，茯苓15g，黄芪30g。每日1剂，水煎600ml，早、中、晚分3次空腹口服，30剂。

三诊（2011年4月20日）：患者服上方1个月后，精神状态更好，身体轻松自如，二便正常，舌质淡暗，苔薄腻，脉濡缓。复查精液常规：精液量4ml，精液白黏，精子密度$31 \times 10^6/ml$，a级精子活力11.60%，b级精子活力20.04%，c级精子活力26.67%，d级精子活力41.69%，30分钟液化。湿热之邪祛除后，生精输精的环境得以优化,精子摆脱湿浊的困扰,密度不断提高,活力逐渐恢复。继续祛湿化浊、补气通络,用上方加减巩固治疗。

处方:生薏苡仁30g,车前子15g,黄柏10g,草薢20g,白术20g,淫羊藿20g,当归20g,丹参30g,赤芍20g,山药20g,茯苓15g,黄芪30g,党参30g。

每日1剂,水煎600ml,早、中、晚分3次空腹口服,30剂。

嘱其加强营养,禁食辛辣刺激食物,坚持治疗。

四诊(2011年5月20日):患者服上方1个月后,复查精液常规:精液量4ml,精液白黏,精子密度$32 \times 10^6/ml$,a级精子活力21.05%,b级精子活力23.14%,c级精子活力16.75%,d级精子活力39.01%,30分钟液化。从实验室报告看,精液常规的各项指标逐步趋于正常。舌质淡红,苔薄白,脉濡缓。湿热之邪已祛,精子活力不断提高。嘱其用上方继续巩固治疗1个月,并选时试孕,告知在服药期间不影响孕育。患者又服药15天后,电话告知其妻月经延期,到医院检查确定已经怀孕,停止服药。

【按语】弱精子症又称精子活力低下症,是引起男性不育的主要原因之一。中医认为,肾藏精,主发育与生殖。肾精充盛,则人体生长发育健壮,性功能及生殖功能正常。肝主藏血,肝血充养,则生殖器官得以滋养,婚后房事得以持久。脾主运化,水谷精微得以布散,精室得以补养,才能使精液充足。凡肾肝脾等脏腑功能失调均可影响生殖功能,出现精少、精弱等症,乃至男性不育症。弱精子症临床辨证有虚有实,虚者多有脾肾亏虚,实者多有湿热瘀血。观前医诊治,无视辨证,仅遵温肾,不仅精子活力不能提升,反而助湿生热,加重病情。

弱精子症的发生虽多责之于肾,但中医治病不能有悖于辨证论治之本。本案患者形体肥胖、嗜酒食肥,蕴湿生热,湿热之邪蕴集下焦,阻遏命门,淤塞精道,困扰精室,致使精子活力下降。可见湿热之邪是导致该患者不育的主要原因。从患者症状论证,阴囊潮湿、小便黄浊,尿频尿痛、精液黄稠、会阴部瘙痒、舌质红、舌苔黄腻,脉滑数等症均为湿热下注之象。既为湿热内蕴,治以清热利湿为主,辅以补气通络,方用自拟化浊清育汤加减,方中生薏苡仁、草薢、车前子、通草利湿化浊;黄柏清热利湿;金银花、败酱草清热解毒,改善精室环境;当归、丹参、赤芍活血化瘀,疏通精道;茯苓利湿运脾;山药补脾益肾,黄芪;党参补气健脾,以助化湿;淫羊藿补肾助阳,以助提升精子活力。在治疗的不同阶段,根据患者症状的表现,酌情加减药物的品种及剂量。

现代研究表明,弱精子患者睾丸、附睾等组织均有不同程度的微循环障碍,所以不管虚实证型,都要适当加入一些活血化瘀的药物,如当归、赤芍、丹参等等。

肾藏精,主生殖,实证患者,即使无肾虚证,也要加入一些补肾助阳之品,如淫羊藿等。在药物治疗的过程中,要注意患者的生活调理,放松心态,树立信心;改变抽烟、酗酒等不良的生活习惯;加强营养,坚持锻炼。经过几次复诊及3个月的调治,患者湿热得清、命门得畅、精室得通、精子活力得以提高,使其不育得以治愈。

医案8:无精子不育症(梗阻性无精子症)案

葛某,男,1981年8月7日出生,汉族,已婚,农民,南阳市内乡县人。以"婚后3年未育"为主诉求治。

患者6岁时患过腮腺炎,后治愈。夫妻结婚后一直在南方打工,性生活正常,未避孕但女方始终未孕,家长急切召回求治。经市内一个三级医院泌尿外科检查确定为无精子症,活检证实曲精小管生精功能良好,虽未发现其实质性病理改变,但医生告知其治愈希望渺茫,建议通过中药调理后进行辅助生殖。

初诊(2011年11月6日):患者就诊后进行体格检查,睾丸大小、质地正常,阴茎、阴毛发育成人化,伴见面色无华,身体疲倦,腰膝酸软,少腹及会阴部时有坠胀等,舌质淡白稍暗,苔薄白,脉沉细。实验室检查:肝肾功能及血、尿、大便常规检查未见异常;精液常规:精液量1ml(2~5ml),pH 6.0(7.2~7.8),液化30分钟,酸性磷酸酶1 135u/次(大于200),精浆锌含量8.5μmol/次(大于2.4),果糖定量(Fru)0.1μmol/次(大于13),α-葡萄糖苷酶(a-GLU)0.8mu/次(大于20)。多次检查精液离心沉淀后显微镜下未见精子。性激素检查:T:10.76nmol/L(12.15~52.05),E_2:227.54pmol/L(0~220.2),LH:12.6IU/L(1.0~12.5),FSH:10.31IU/L(0.8~8.5),PRL:2 464.08MIU/L(901~8 776.8),抗原正常。无肝肾疾病及其他传染病史。中医诊断为无精子不育症,证属脾肾亏虚,血瘀阻滞;西医诊断为梗阻性无精子症。治以健脾补肾,活血化瘀;方选五子衍宗丸、参苓白术散合桂枝茯苓丸加味。

处方:菟丝子15g,枸杞子15g,车前子15g,覆盆子15g,五味子15g,党参15g,白术20g,茯苓20g,黄芪30g,鹿角胶15g(烊化),桂枝10g,桃仁20g,当归15g,牡丹皮15g,赤芍20g。每日1剂,水煎500ml,分3次口服。

特殊医嘱:戒烟酒,少食苦瓜、可乐、芹菜、咖啡之类,多食海鲜、瘦肉、鱼类及含锌类元素和维生素E类产品。每3个月复查一次精液常规。

二诊(2012年5月7日):患者按上方坚持服用3个月后,身体疲倦、腰酸腿软、少腹坠胀等症状虽得以改善,但仍未查到精子。建议到上级医院进一步检查治疗,并进行辅助生殖。患者遂到省直某中医院住院治疗2个月,仍未查到精子,后在一西医医院进行外科手术后返回家中康复,期间继续外出打工,期待受孕生子,仍然未能如愿。

复诊(2014年3月9日):患者从外地回来后求余继续诊治,见患者面色㿠白,身体瘦弱,腰酸疲乏,四肢不温,舌淡,苔薄白,脉沉细,性功能正常。查精液常规实验室检查精液量3ml,pH值7.5,精子密度$43.33 \times 10^6/ml$,a级精子活力2.89%,b级精子活力8.39%,c级精子活力70.97%,d级精子活力17.76%,30分钟液化。虽进行了输精管梗阻手术,但精子活力仍然较低,达不到受孕的标准。证属脾肾阳虚,继续温补脾肾,养血通络,用自拟生精汤进行治疗。

处方:菟丝子15g,枸杞子15g,沙苑子15g,肉苁蓉15g,红花6g,党参15g,苍术20g,茯苓20g,黄芪30g,鹿角胶15g(烊化),淫羊藿15g,山药20g,当归15g,熟地黄15g,赤芍20g。每日1剂,水煎500ml分3次口服。

每月检测一次精液常规,通过治疗,精子活力不断提高,第二个服药周期检查结果为精液量3ml,pH值7.8,精子密度$50.21 \times 10^6/ml$,a级精子活力9.29%,b级精子活力14.40%,c级精子活力59.87%,d级精子活力16.34%。继续按照上述方案进行治疗,并建议其妻到妇产科进行检查并调理。至第3个服药周期,电话告知其妻通过调理已经受孕。

【按语】本例无精症的主要原因在于输精管梗阻,血清FSH值增高反映了精子生成障碍。该患者平素体质较差,由于少年罹患腮腺炎等原因导致输精管梗阻,出现无精症,虽然努力用补肾活血通络中药治疗但无法打开梗阻,必须借助于现代医学的手术方法进行解决。精道通畅后,继续按照中医理论进行辨证施治,面色㿠白、身体瘦弱、腰酸疲乏、四肢不温、舌淡、苔薄白、脉沉细,证属脾肾阳虚。肾藏精,为先天之本,肾阳虚,精子温化无力;脾主运化水谷精微,为后天之本,脾阳气虚,气血生成不足,无力供养肾精。先天后天均不足,故可出现精子活力低下,仍然不能孕育。自拟生精汤中,菟丝子、沙苑子、枸杞子、填补肾精;淫羊藿、鹿角胶、肉苁蓉温补肾阳;熟地黄、山药补益肾阴,取其"善补阳者,必于阴中求阳"之意;黄芪、苍术补气健脾,充实后天;当归、赤芍、红花养血活血,疏通精道。诸药合用,脾肾双补,二天互生,配伍精当,故能活精。

通过本案患者的治疗,我们要正确认识中医药对不育证的适应范围和应用价值。对梗阻性无精症要发挥现代医学的作用,对少弱精子证的治疗中医药更有优势。

医案9:阳虚精亏不育(少弱精子症)案

谢某,男,35岁,农民,南阳市卧龙区谢庄乡人。以"夫妻生活正常3年不育"为主诉求治。

患者23岁结婚,已育两女,家庭和睦,夫妻感情融洽,性生活规律,性功能正常。小女儿已经7岁,生育两个小孩后,没有产生再生育的想法。3年前接受家庭父母的意见,决定再育一男孩,夫妻双方信心十足,可怎么也不能怀孕,这期间也用过不少单方,并且经过市内大医院医生的检查,女方生育器官未发现异常,男方检查精子活力低下,诊断为弱精子症,西药治疗(口服人绒毛膜促性腺激素、维生素E等药物)半年,精液常规的各项指标仍未改观。医生建议请中医治疗试试看,遂求治于本人。

初诊(2012年7月13日):患者证见精神倦怠,腰膝酸软,乏力懒言,无尿频、尿急、尿痛、少腹疼痛、阴痒等症状。近3年内性功能基本正常,其妻未有一次怀孕。追问病史,患者每逢冬季稍感畏寒怕冷,查舌淡,苔薄白,脉沉细。实验室检查:精子密度 $16.83 \times 10^6/ml$,a级精子活力 14.35%,b级精子活力 20.10%,c级精子活力 17.22%,d级精子活力 48.33%;内分泌激素:FSH:2.93IU/L,LH:2.45IU/L,PRL:146.14mIU/L,P:7.25nmol/L,T:29.25nmol/L,E_2:951.26pmol/L。诊断为少弱精子不育症,证属肾阳亏虚、肾精不足。治以温肾壮阳,益肾填精。方用五子衍宗丸加味。

处方:枸杞子15g,菟丝子30g,五味子15g,覆盆子30g,车前子15g,淫羊藿15g,仙茅15g,当归20g,熟地黄20g,赤芍15g,路路通30g,山茱萸20g,山药20g,鹿角胶15g(烊化)、黄芪30g,生姜10g,大枣6枚为引药。7剂,每日1剂,水煎500ml,分3次口服。

配合西药左卡尼丁口服液,每次10ml。

并嘱其减轻压力,树立信心,配合药物治疗。

二诊(2012年7月20日):患者服用上述方药后,精神状态好转,腰膝酸软、乏力懒言症状减轻,性功能增强,饮食、二便正常,无其他不良反应。此乃肾阳虚衰症状有所改善,药中病机,坚持治疗,待肾阳温煦、肾精补充后,精子数量和质量能得以恢复。嘱其用上方继续治疗,每周诊查一次,每月复查一次精液常规。

三诊(2012年8月13日):患者按上方服用1个月后,精液常规的各项指标得到了很大的改善。实验室检查:精子密度 $21.83 \times 10^6/ml$,a级精子活力 21.12%,b级精子活力 20.80%,c级精子活力 33.26%,d级精子活力 24.82%。

患者坚持每周复诊 1 次,继续治疗。

治疗 2 个月后,患者打电话告知,其妻已经怀孕,问是否继续治疗,遂告知不再用药,并嘱其对妻子加强营养,精心呵护。

【按语】夫妇婚后同居 1 年以上,未采取任何避孕措施,由男方原因造成女方不孕者称为男性不育症。男性不育是一个较为复杂的综合征。近年来,据西方国家统计,不育夫妇占育龄夫妇的 15%,其中男性不育至少占 50%。在中国约 1/10 的夫妇发生不育,男方因素约占 40%。男性不育的实验室检查包括精液分析、激素测定和其他检查。其中最重要的是精液检查。正常情况下,精子密度 $\geq 20 \times 10^6/\mathrm{ml}$,精子活动率 $\geq 60\%$,其中 a 级精子活力 $\geq 25\%$,a + b 级精子活力 $\geq 50\%$。若成人男子射精量每次不足 2ml,精子密度 $< 20 \times 10^6/\mathrm{ml}$,称少精子症;若精子 a 级精子活力 $< 25\%$ 或 a + b 级精子活力 $< 50\%$,称弱精子症。本例患者精子密度 $21.83 \times 10^6/\mathrm{ml}$,a 级活力 21.12%,b 级活力 20.80%,可诊断为少弱精子症。

中医认为肾主藏精,主发育与生殖,肾精充盛,则人体发育健壮,生殖功能正常。若肾等脏腑功能失调,影响生育功能出现精少、精弱等症,乃至男性不育症。本案患者虽有生育史,但近年来由于劳累过度,后天补给不足,致使肾气耗伤,精液亏乏,而致精少清薄,动力匮乏,产生不育。纵观患者全身表现,精神倦怠,腰膝酸软,乏力懒言,畏寒怕冷,舌淡,苔薄白,脉沉细,均为肾阳亏虚、肾精不足之证。咨询患者无尿频、尿急、尿痛、少腹疼痛、阴痒等症状,同时可以排除湿热瘀阻等证型。既为肾虚不育,治以温肾壮阳、益肾填精,用五子衍宗丸加味治疗。五子衍宗丸为"古今种子第一方",具有补肾益精的奇妙作用。五子衍宗丸在明代的医学著作《摄生众妙方》中就有记载,五子衍宗丸以其填精补髓、温补肾气、种嗣衍宗的特点被历代医家所推崇,被誉为"填精补髓、温补肾阳的补肾经典方剂"。作为男性宝药,可以补肾益精,用于男性肾虚精亏所致的阳痿不育等症。方中枸杞子、菟丝子、五味子、覆盆子、鹿角胶补肾益精,淫羊藿、仙茅温肾助阳,山茱萸、山药、熟地黄滋补肾阴,车前子补肾利水,当归、赤芍养血活血,路路通活血通络,黄芪补脾益气。全方配伍既温肾壮阳,又益肾填精;补气养血可兴阳益精,活血通络可疏通精道。温肾壮阳以增加精子活力,益肾填精以充养精子密度,用药合理,配伍得当,故可解决少弱精子的不育症。

医案 10:阳虚湿热不育(死精子症)案

王某,男,1984 年 4 月 5 日出生,平顶山市宝丰县人,公司职员。以"婚后 3

年不育"为主诉求治。

患者平素吸烟嗜酒,善食辛辣,体态肥胖,夫妻性生活及女方生理正常,婚后3年未育。无前列腺炎、睾丸肿痛及附睾结核病史,在外院多次治疗无效,曾服用丙酸睾酮、人绒毛膜促性腺激素、人绝经期促性腺激素等西药及补肾类中药数月,已失去治愈的信心,后经邻居介绍求予诊治。

初诊(2012 年 7 月 26 日):症见腰膝酸软,尿黄赤,阴部潮湿、瘙痒,舌红,苔黄腻,脉沉缓。无尿频、尿急、尿痛及少腹疼痛等症,时有早泄现象。精液常规:精液量 2ml,精子计数 $19 \times 10^6/ml$,死精子占 85%,a 级精子活力 0,b 级精子活力5.21%,c 级精子活力 9.79%,d 级精子活力 48.33%。诊断为死精子不育症,证属湿热阳虚。治以清热利湿为主,佐以温补肾阳。方用萆薢分清饮合二仙汤加减。

处方:萆薢 20g,石菖蒲 15g,车前子 15g,生薏苡仁 30g,黄柏 15g,茯苓20g,白术 15g,当归 15g,王不留行 20g,仙茅 15g,淫羊藿 15g,龟板胶 20g(烊化)。30 剂,每日 1 剂,水煎 500ml,分 3 次口服,并配合西药三磷酸腺苷二钠(ATP)20mg,维生素 E 胶丸 0.1g,每日 3 次,口服。

特殊医嘱:嘱患者戒烟限酒,少食辛辣刺激之品,保持良好心态,增加维生素及营养食物。

二诊(2012 年 8 月 25 日):服上方 30 剂后,腰酸已减,阴部潮湿、瘙痒消除。舌质淡红,苔薄白、根部稍黄,脉弦。复查精液常规:精液量 2ml,精子计数 $21 \times 10^6/ml$,死精子占 75%,a 级精子活力 2.45%,b 级精子活力 8.36%,c 级精子活力 14.19%。湿热始除,阳气得振,药已对症,继续辨证治疗,在清热利湿基础上,增加温阳补气之力。

处方:萆薢 20g,生黄芪 30g,菟丝子 15g,车前子 15g,生薏苡仁 30g,黄柏 15g,茯苓 20g,白术 15g,当归 15g,王不留行 20g,仙茅 15g,淫羊藿 15g,龟板胶 20g(烊化)。每日 1 剂,水煎 500ml,分 3 次口服,并配合西药三磷酸腺苷二钠 20mg,维生素 E 胶丸 0.1g,每日 3 次,口服。

上方连服 5 个月后,腰酸已除,苔转薄白,脉弦细,复查精液常规:精液量 4ml,精子计数 $120 \times 10^6/ml$,精子成活率 70%,a 级精子活力 22.36%,b 级精子活力 29.27%,c 级精子活力 18.37%。嘱其停药待孕,3 个月后,电话告知其妻已孕。

【按语】精液检查显示精子的成活率下降、死亡精子超过 40% 者,称为死精子症。死精子症的临床表现颇不一致,有的伴有睾丸炎、附睾炎、前列腺炎、精囊炎,有的则无任何症状。所以本症多在婚后不育进行精液检查时发现。本症与少精子症、弱精子症及免疫性不育症等关系密切。死精子症是造成男性不育症的重要原因之一。

中医典籍未见"死精子症"病名,相当于"肾虚""精热""精寒""精浊"等症。临床常见证型有阴虚火旺、肾气不足、湿热内蕴、肝郁气滞等。

现代医学认为,死精子症与生精功能缺陷、内分泌异常、精索静脉曲张、精囊、前列腺、睾丸和附睾炎症以及全身营养状态欠佳、维生素缺乏等因素有关。这些因素都可以引起精子的生长发育不良,而出现死精症。

肾为生精藏精之所,先天、后天因素导致的肾气不足,肾阳虚衰所致生精养精功能失常,均可出现死精子症。本案患者形体较胖,平素嗜辛辣醇酒厚味,湿热内生,熏蒸精宫,肾精伤残,可出现死精子症。本证虽为湿热内蕴,但也存腰酸软等肾虚之象,为虚实夹杂之证。况死精子症多因阳气不能振奋,为湿邪所困,故在清热利湿之中加入温阳药以解被困之阳气,在祛邪时不忘扶正,以免克伐太过,否则邪虽去正也伤,生精养精功能不能恢复正常,病难痊愈。用草薢分清饮合二仙汤加减进行治疗,初诊方中草薢、石菖蒲、车前子、生薏苡仁、茯苓利水渗湿,黄柏清热祛湿,白术补气健脾,当归、王不留行养血活血、疏通精道,仙茅、淫羊藿温补肾阳,解困被湿邪阻遏之阳气,龟板胶补肾填精,以助生精之力,并提高精子之活力。在应用中药的基础上,配合西药三磷酸腺苷二钠、维生素E胶丸的补充,以增加精子的能量;复诊中湿热已除,阳气得振,在清热利湿基础上,增加黄芪、菟丝子温阳补气之力,药证相符,收效显著。

本证虽为湿热内蕴,但用药有独到之处。湿热证一般多重用清热利湿之品,但方药中偏加入二仙汤等补阳之物,意欲振奋被湿邪困阻之阳气,而使死精子得以复活,且疗效已被实践证明。

医案11:阴虚火旺精凝不育(精液不液化)案

张某,男,1972年5月12日出生,单位职工,南阳市镇平县人。以"精液黏稠、不液化致不育一年余"为主诉求治。

患者体态偏瘦,素体阴虚,结婚15年夫妻感情和谐,已育一女,女孩已9岁。平素勤奋,善于操劳,性功能过于旺盛,但一年前发现每次性生活后精力疲惫,精液黏稠、浑浊,良久不化,未采取避孕措施,而妻未孕。本人也觉得不正常但未到医院进行正规诊治,在其家人的催促下遂到我院就诊。

初诊(2012年1月13日):患者自诉精液经常黏稠不化,伴有头昏蒙不清,眼花耳鸣,腰膝酸软,五心烦热,健忘少寐,口干津少,大便干结,小便短黄,查舌质红,苔少,脉细数。实验室检查:精液量 3ml,精液黄稠,精子密度 $23 \times 10^6/ml$,a 级精子活力 13.6%,b 级精子活力 21.32%,c 级精子活力 26.67%,d 级精子活力 39.41%,液化时间 60 分钟。诊断为精凝不育,证属阴虚火旺,即西医之精液不液化。治以滋补肾阴、清泻相火。方选知柏地黄汤加减。

处方:知母 15g,黄柏 15g,熟地黄 30g,山药 20g,山茱萸 15g,牡丹皮 15g,茯苓 10g,泽泻 10g,枸杞子 30g,五味子 15g,丹参 30g。每日 1 剂,水煎 600ml,分 3 次口服,7 剂。

特殊医嘱:服药期间饮食清淡,禁酒限烟,禁食辛辣刺激食物,并注意节欲。

二诊(2012 年 1 月 21 日):患者服上方后,精液仍黏稠不化,但自觉症状好转,头脑已不昏蒙,五心烦热之症消失。大便通畅,小便清长,眼花耳鸣、腰膝酸软、健忘失眠、口干少津等症状有所减轻,舌质红,苔少,脉细数。继续服用上方加减。

处方:知母 15g,黄柏 15g,生地黄 15g,熟地黄 30g,山药 20g,山茱萸 15g,牡丹皮 15g,茯苓 10g,泽泻 10g,枸杞子 30g,五味子 15g,丹参 30g。每日 1 剂,水煎 600ml,分 3 次口服,15 剂。

三诊(2012 年 2 月 6 日):患者服上方 15 剂后,精液色白,清稀均匀,全身自觉症状好转,唯觉腰酸疲倦,舌质淡红,苔薄白,脉细数。实验室检查:精液量 4ml,精液清稀,精子密度 $25 \times 10^6/ml$,a 级精子活力 20.16%,b 级精子活力 20.23%,c 级精子活力 25.26%,d 级精子活力 33.35%,液化时间 30 分钟。精液液化时间正常,精子数量、活力不断提高。此乃阴虚火旺病机得以遏制,病情仍需进一步恢复。针对精子活力较低之症,虑其肾精、肾气亏虚之故。上述治疗方案需要进行调整,治以补肾益精。方选五子衍宗丸合六味地黄汤加味。

处方:菟丝子 15g,枸杞子 15g,车前子 15g,五味子 10g,覆盆子 10g,熟地黄 15g 山药 20g,山茱萸 15g,牡丹皮 12g,茯苓 10g,泽泻 10g,黄芪 30g,丹参 30g。每日 1 剂,水煎 600ml,分 3 次口服,15 剂。

半年后随访,其妻已经怀孕。

【按语】精凝是以精液黏稠、浑浊、良久不化,影响生育力为主要表现的肾系疾病。相当于西医的精液不液化症。本案患者是由阴虚火旺所导致,该患者素体阴虚,操劳过度,性欲过强,致使肾精亏耗,肾阴不足,阴虚则火旺,虚火灼精,致使精液黏稠不化,发为本病。精液黏稠不化,影响精子的活力和密度,致使出现少精子症和弱精子症而导致不育。本案患者虽然精子数量和密度不低,但精液不液化直接导致 a 级精子活力和 b 级精子活力降低而出现弱精子症。患者肾精亏耗、肾阴不足，腰府失养，而致腰膝酸软、健忘少寐、口干津少、眼花耳鸣，阴虚火旺，虚火上攻则头昏蒙不清、五心烦热、大便干结、小便短黄，舌质红，苔少，脉细数均为肾阴亏虚、阴虚火旺所致。既为阴虚火旺，治当滋阴降火，方选知柏地黄汤加味。方中熟地黄、山药、山茱萸、牡丹皮、茯苓、泽泻、枸杞子、五味子滋补肾阴，知母、黄柏、生地黄滋阴降火，丹参活血化瘀，改善生殖器官的微循环障碍，以加强疗效。用药 3 周，虚火即得以清除，虚火不灼精，则精液黏稠和不液化症状得以改善，精子活力得以提高，全身症状随之消除。3 周后，鉴于精子活力仍然偏低，归结于肾精不足、肾气亏虚之理，肾藏精，主生殖，补肾益精类药有类似性激素作用，含锌量高，有调理内分泌失调、促进睾丸发育、增加睾酮水平、提高兴奋性机能；促进精液分泌和增加精子能量的作用。故选五子衍宗丸合六味地黄汤加黄芪、丹参，补肾益精，以增加精子活力。本案患者为阴虚火旺所致，在滋阴降火的同时，不能忽视补肾、补气、活血药物的应用。

医案 12：瘀热蕴结不育（免疫性不育症）案

谢某，男，1976 年 9 月 5 日出生，汉族，南阳市宛城区人。以"婚后 8 年不育"为主诉求治。

患者结婚 8 年，夫妻双方性生活正常，但女方习惯性流产 4 次，妇科检查及生殖免疫学检查未见异常。患者既往嗜酒，有慢性前列腺炎病史。近 4 年中西医治疗多次无效，已失去信心，经爱人劝说，乃求余诊治。

初诊（2014 年 5 月 22 日）：患者主诉婚后 8 年夫妻同居，性生活正常，未避孕而不育。实验室检查精液常规正常，血抗精子抗体（－），精浆抗精子抗体阳性（1:200）。伴见尿频，尿后余沥不尽，咽喉干痛，口渴喜冷饮，腰膝酸软，大便稍干，舌红紫，苔薄白微黄，脉涩滞。中医诊断为不育症，证属瘀热蕴结。西医诊断为免疫性不育症。治以清理下焦瘀热法，方选徐福松老师之精泰来颗粒的主要成分制成水丸，每次 10g，每日 3 次，温开水送服，2 个月为一疗程。

处方：生地黄 30g，桑寄生 15g，泽泻 20g，生蒲黄 10g，益母草 30g，生鳖甲 30g，牡丹皮 15g，白花蛇舌草 30g，败酱草 30g，红花 15g，龟甲胶 15g，制水丸，每袋 10g，大约为 2 个月的量。

特殊医嘱：服药期间严格戒酒。

治疗 3 个月，临床症状好转，精浆抗精子抗体滴度下降（1:100）。连服 9 个月，临床症状消失，精浆抗精子抗体转阴。再巩固治疗 3 个月，女方已怀孕。

【按语】男子不育症的病因甚多,精子免疫便是其中之一。在血液、精浆及精子表面存在抗精子抗体,是引起男子免疫性不育症的精子自身免疫现象。大约10%不育男子发现有抗精子抗体,其发病率占不育病因的3%。精子免疫的危害较大,治疗亦较困难。有相当一部分人久久不育,却无临床症状和体征,因此常常被忽视。又因其为自身免疫反应,故治疗起来较女子有更大难度。中医学无相应病名,大致属于"无子""求嗣"等范畴。近年来,不少专家提出了本虚标实的辩证思路,取得了一定的疗效。南京中医药大学徐福松教授经过多年的研究,开发了精泰来颗粒治疗男子免疫性不育,取得了可喜成果。临床研究及实验研究提示,精泰来颗粒对不同证型及无症状的精子免疫均有活血化瘀的作用,对体液免疫和细胞免疫均有明显调节作用。后经男女免疫性不育症的对比性研究,证实本品对不同性别的抗精子抗体具有有效性,也更为安全。

在对本案的治疗中,紧扣瘀热蕴结下焦的病机,以清热解毒、活血化瘀为主,兼以补肾生精。方中生地黄、牡丹皮、败酱草、白花蛇舌草清热解毒,益母草、红花活血化瘀,生鳖甲、龟甲胶为血肉有情之品,补血生精,有助于精子生成,桑寄生补肾以生精,泽泻、蒲黄利湿以泻热。诸药制成水丸,以图缓治,改善精子生成环境,可使抗精子抗体转阴。

三、前列腺、睾丸疾病

医案1:肝经湿热早泄案

孟某,男,1973年8月2日出生,南阳市卧龙区人,个体企业老板。

患者为企业老板,平素业务繁忙,社交广泛,应酬频繁。体态肥胖,嗜好吸烟饮酒,3年前出现早泄。因考虑个人隐私,未及时进行诊治。进入今年夏季后,早泄现象加重,每次性生活只能坚持1~2分钟,甚至夫妻刚刚接触即行射精,造成个人精神苦闷、夫妻感情矛盾,经朋友介绍到我院诊治。

初诊(2012年9月7日): 患者自诉早泄3年加重3个月,平时性欲亢进,性生活时间较短,经常腰膝酸软,五心烦热,阴囊潮湿,瘙痒坠胀,小便黄赤;就诊时精神倦怠,查其舌质红,苔黄,脉弦数。诊病为早泄,因其腰膝酸软、五心烦热、性欲亢进等兼症,辨证为阴虚火旺型早泄病,治以滋阴降火,方用知柏地黄汤加减。

处方:知母15g,黄柏15g,生地黄20g,熟地黄20g,山药20g,山茱萸20g,茯苓15g,泽泻10g,牡丹皮15g,当归20g,川芎15g,煅龙骨30g,煅牡蛎30g,山楂30g,薏苡仁30g,丹参30g,赤芍15g,酸枣仁15g。14剂,每日1剂,水煎600ml,分3次口服。

二诊(2012年9月21日):患者服用前方2周后,腰膝酸软、五心烦热等症状有所减轻,但早泄症状依然存在。患者体态肥胖,有饮酒嗜好,且阴囊潮湿、瘙痒坠胀、小便黄赤。用滋阴降火药物疗效不佳,此乃肝胆湿热所致,治疗方案调整为清泄肝胆湿热,方用龙胆泻肝汤加减。

处方:龙胆草15g,生栀子30g,黄芩15g,柴胡10g,生地黄20g,车前子15g,泽泻10g,通草6g,甘草6g,当归15g,生薏苡仁30g,煅龙骨30g,煅牡蛎30g,白术15g。7剂,每日1剂,水煎600ml,分3次口服。

嘱其戒酒限烟,少食辛辣肥腻之品,锻炼减肥。

三诊(2012年9月28日):患者服前方1周后,早泄症状有所减轻,性生活时间可延长至3~4分钟,查舌质红,苔黄腻,脉滑数。继续用龙胆泻肝汤加味治疗2周。

2周后,患者打电话告知,性生活时间可延长至6~8分钟,阴囊潮湿、瘙痒坠胀症状消失。嘱其改服龙胆泻肝丸1个月,调节情志,养成良好的生活习惯,坚持锻炼身体,注意减肥。

【按语】早泄是男女在性交时,勃起的阴茎刚接触阴唇或未插入阴道即射精,阴茎随之软缩,使性交不能继续下去而被迫中止的一种常见的性功能障碍。有学者认为早泄从根本上说是射精所需的刺激阈太低,以致一触即发。患者多由于婚前习惯于快速自慰射精或性活动时情绪、环境、心理因素等,致使性活动时形成不良的条件反射;或夫妇不睦自卑自怨,造成过度焦虑而至射精失控。

中医认为,精之藏泄虽制之于肾,然与心肝脾关系密切。阴虚火旺,精关失职,纵欲竭精;郁怒伤肝,情志抑郁,肝失疏泄;心有欲念,肾火妄动,心肾不交;湿郁精关,相火妄动,开合无权均可导致早泄。临床上阴虚火旺、心肾不交所致早泄较为多见。

本例患者既为肝经湿热之患,法当清泻肝经湿热,用龙胆泻肝汤加减进行治疗。方中龙胆草既泄肝胆郁火,又清下焦湿热;生栀子、黄芩清热泻火;生地黄滋阴泻火;柴胡疏肝解郁;车前子、泽泻、通草、薏苡仁利湿去浊;白术健脾祛湿;当归养血活血、改善循环;煅龙骨、煅牡蛎收涩固精;甘草调和诸药。加上心理治疗和饮食生活习惯的改善,患者治疗3周后,病因消除,早泄症状得到极大的改善。

医案2:尿浊导致顽固性失眠(慢性前列腺炎)案

潘某,男,1988年5月2日出生,西安某大学大四学生,家住河南油田文体中心家属区。以"顽固性失眠一年余"为主诉求治。

患者平素喜食辛辣炙热之品,且有烟酒嗜好,一年前在上大学期间因手淫等不良行为导致尿频、尿急、尿混浊、少腹不适等症,经当地医院检查确诊为慢性前列腺炎。曾服用前列泰、坦索罗辛等药物,疗效不佳。久病不愈而致精神抑郁,顽固失眠,每晚平均睡眠时间不超过3小时,入睡困难,有时甚至彻夜未眠。曾服用安定等镇静药品,对失眠无丝毫效果。造成身心痛苦,影响学业,被迫休学,回到家中,到我处求治。

初诊(2012年12月29日):患者精神抑郁,表情痛苦,双目红赤,眼睑浮肿;自诉尿频、尿急、尿混浊,少腹及会阴部胀痛不适。离校回家后仍然睡卧不安,夜不得寐;伴有腰酸耳鸣,心烦口干,盗汗,舌尖红,苔薄黄,脉弦细数。中医诊断为失眠、尿浊,辨证属心肾不交、肝郁不疏。西医诊断为慢性前列腺炎、精神抑郁症。治以滋肾阴、泻心火、交通心肾,疏肝解郁。方选黄连阿胶汤合四逆散加味。

处方:黄连10g,黄芩12g,阿胶15g(烊化)、白芍20g,柴胡12g,生地黄15g,荔枝核15g,败酱草30g,生薏苡仁30g,炒酸枣仁20g,川芎15g,枳实15g,甘草6g,鸡子黄1个(冲服)。每日1剂,水煎600ml,分2次口服,7剂。

特殊医嘱:放松心情,树立信心;禁食辛辣刺激食物及茶叶、咖啡等兴奋食物,禁烟戒酒。

二诊(2013年1月6日):患者自诉服药1剂后,当晚睡眠时间即达到6小时,是近一年内睡眠质量最好的一次。7剂药服后,失眠、尿频、尿急、少腹及会阴部胀痛不适症状得到很大改善,但仍有尿混浊、盗汗现象,查舌质淡红,苔薄黄腻,脉细数。患者睡眠基本趋于正常。继续用上方稍作调整。

处方:黄连10g,黄芩12g,阿胶15g(烊化)、白芍20g,柴胡12g,生地黄15g,五味子15g,煅龙骨30g,煅牡蛎30g,生薏苡仁30g,草薢20g,炒酸枣仁15g,川芎15g,枳实15g,甘草6g,鸡子黄1个(冲服)。每日1剂,水煎600ml,分2次口服,14剂。

连续治疗3周后,失眠及排尿障碍、尿混浊症状完全治愈。

【按语】慢性前列腺炎是前列腺非特异性感染所致的慢性炎症,本病起病缓慢,反复发作,症状复杂,缠绵难愈。临床表现为会阴部或少腹部坠胀隐痛,腰部酸痛,末段尿混浊或尿急、尿频、尿余沥不尽。属于中医的"淋浊""尿浊""精浊"范畴。中医认为本病多为湿毒、瘀血、肝郁、肾虚等因素所致。湿热可潜留炎性分泌物,血瘀体现在前列腺长期充血,病久则肾虚精液失守,诸因互为因果,故病情顽固而缠绵难治,给患者精神上和身体上带来很大压力。

本案患者有烟酒嗜好,喜食辛辣炙热之品,且有手淫等不良习惯。辛辣炙热之品或饮酒太过损伤脾胃,脾失健运,酿湿生热,循经下注;手淫使湿毒之邪内侵,蕴集精室;欲食不节,相火妄动,所欲不随,忍精不泄,而致败精流溢;病久肝气郁结,厥阴经气凝滞,气血运行不畅,郁久生热,与湿邪搏结瘀滞于精室,发为本病。治以滋肾阴、泻心火、交通心肾,兼疏肝解郁、清热利湿。方选黄连阿胶汤合四逆散加味治疗。黄连阿胶汤乃仲景为心肾不交而设,四逆散本治少阴四逆之证,烦、悸、小便不利、腹中痛,功能透邪解郁,疏肝理脾。方中黄芩、黄连泻心火,清热利湿,正所谓"阳有余,以苦除之";芍药、阿胶、鸡子黄滋肾阴,养心补肾,即"阴不足,以甘补之";败酱草清热解毒,桃仁活血通经、散瘀止痛,更能清散败精;荔枝核、川芎、四逆散善行肝气,活血通络;生地黄清热养阴,炒酸枣仁养心安神;二诊中针对尿混浊加草薢、生薏苡仁以清热利湿,分清利浊。盗汗加五味子、煅龙骨、煅牡蛎以收敛止汗。

现代药理研究表明,黄连阿胶汤具有镇静、抗焦虑、抗抑郁、活血的作用,可使前列腺腺管通畅,炎性分泌物得以排泄。在《伤寒论》中又有"少阴病,得之二三日以上,黄连阿胶汤主之"的论述。黄连阿胶汤可治心烦失眠,尤擅治疗慢性前列腺炎所导致的失眠。

医案3:膀胱气化失调淋证(慢性前列腺炎)案

李某,男,1989年8月9日出生,汉族,学生,南阳市卧龙区人。以"尿频、尿急、尿短赤、尿不尽、尿后滴沥3年"为主诉求治。

患者3年前因排尿障碍,曾求之于他院诊断为慢性前列腺炎,给予阿奇霉素联合微波等治疗后,症状未能缓解,故到我院求中医诊治。

初诊(2014年11月9日):患者自诉尿频、尿急、尿短赤、尿不尽、尿后滴沥3年。舌质淡红,苔黄腻,脉弦。实验室检查:尿常规无明显异常,前列腺液(EPS)卵磷脂小体(++)、脓细胞(++)。中医诊断为淋证,证属湿热内盛、膀胱气化失调。西医诊断为慢性前列腺炎。治以通阳化气、清热利湿法。方选五苓散加减。

处方:桂枝10g,茯苓20g,猪苓15g,泽泻15g,白术15g,蒲公英30g,栀子20g,瞿麦15g,灯心草20g。每日1剂,水煎500ml,分3次口服。

特殊医嘱:禁食辛辣刺激食物,禁烟酒,禁食寒凉油腻之品。

二诊(2014 年 11 月 19 日):服药 7 剂后,症状缓解,舌苔白稍腻,上方加滑石 30g,淡竹叶 10g,生地黄 15g,去栀子、灯心草。继续服用。

处方:桂枝 10g,茯苓 20g,猪苓 15g,泽泻 15g,白术 15g,蒲公英 30g,瞿麦 15g,滑石 30g,淡竹叶 10g,生地黄 15g。每日 1 剂,水煎 500ml,分 3 次口服。

又服 7 剂后,症状基本消失,守方 7 剂,以巩固疗效。后随访 3 个月未复发。

【按语】临床实践表明,大部分慢性前列腺炎患者其热像并不明显,却见一些虚寒症状。如有的患者出现尿频、有排尿不尽感,尿末有白浊物溢出,说明肝脉虚寒及肾,气化功能失司,不能升清降浊。少腹冷痛,睾丸坠胀或阴囊收缩,可谓肝脉阳虚,阴寒凝滞,经脉不通。进一步说明肝之清阳不升,相火不及,不能温经养肝,甚或损及肾阳,所致肝肾阳虚,出现正气不足、阴寒较盛的病理变化。同时有的患者尿常规或前列腺液检查出现白细胞或脓细胞未必就是热毒内蕴。有的患者出现排尿时疼痛亦为阴寒凝滞、经脉不通、排泄不畅所致,并非全部是湿热瘀阻所为。

中医学认为,阳虚则阴盛,阴盛则寒,符合对慢性前列腺炎病机的认识,即肝经阳气不足,损及肾阳,阴寒内盛,凝滞肝脉,与膀胱并病,则膀胱气化失调,水道不畅,故用五苓散通阳化气,利水通淋。药证相符,故获良效。

医案 4:脾肾亏虚淋浊(慢性前列腺炎)案

吕某,男,1975 年 5 月 21 日出生,单位职工,南阳市方城县人。以"尿频、尿滴白、尿无力伴会阴部坠胀 3 年余"为主诉求治。

患者平素体倦乏力,饮食较差,时常腰膝酸软。3 年前逐渐出现小便频数、余沥不尽、尿末滴白、会阴坠胀等症状,曾在市内多家医院进行化验和检查,被诊断为慢性前列腺炎,采用环丙沙星、头孢类抗生素及中医药治疗近 2 年,不但没效,有时还感觉症状加重。仔细询问前医的用药内容,发现多是清热解毒、活血化瘀之品,全是针对湿热蕴结或湿热瘀阻所治,之所以无效,可能是药不对症,辨证存在偏差。故到我院求中医诊治。

初诊(2011 年 5 月 24 日):患者自诉小便频数,余沥不尽,经常尿湿裤子,夜尿频多,夜间最多能起床小便 5~6 次,晚上不敢喝水也不敢多吃稀饭,尿末有滴白现象,伴腰酸乏力、少腹拘急,会阴部坠胀,冬季手足欠温。问询病史得知近一年性欲淡漠,阳痿或挺而不坚。查舌淡胖,苔薄白,脉沉细无力。前列腺指诊:腺

体大小正常,压痛不明显,质地较软,表面光滑。前列腺液实验室检查:白细胞
(+++),卵磷脂小体(++)。中医诊断为淋浊,辨证属于脾肾亏虚。西医诊
断为慢性前列腺炎。治以温补脾肾、益气化浊。方选济生肾气丸加减内服,自拟
熏洗方熏浴。

处方:制附子6g(先煎),肉桂10g,熟地黄15g,山药20g,山茱萸15g,牡
丹皮12g,茯苓12g,泽泻10g,车前子15g,牛膝15g,菟丝子15g,枸杞子15g,
覆盆子15g,金樱子15g,黄芪30g。每日1剂,水煎600ml,分3次口服,15
剂。

处方:淫羊藿30g,仙茅30g,车前子20g,当归20g,丹参30g,牛膝30g,
荔枝核15g。水煎2 000ml,去药渣,先用热气熏蒸,待温度降到40℃左右
时,可坐在药液中洗浴,每次30分钟左右,每日1次,15剂。

特殊医嘱:养成良好的生活习惯,不抽烟,不喝酒,不吃辛辣食物;不要过度
疲劳;不要长时间骑车或久坐;增强体质,提高机抵抗力。

二诊(2011年6月10日):应用上方口服和熏浴药物后,小便频数、小便顺
畅,腰酸乏力、阳痿等症状好转,但仍有尿末滴白和会阴部坠胀等现象,舌质淡,
苔薄白,脉沉细,唯感口干舌燥。病久难愈,虚证难补,但药证相符,效不更法,仍
以上方加减调治。

处方:熟地黄15g,山药20g,山茱萸15g,牡丹皮12g,茯苓12g,芡实
15g,车前子15g,牛膝15g,菟丝子15g,枸杞子15g,覆盆子15g,金樱子15g,
桑螵蛸20g,黄芪30g。每日1剂,水煎600ml,分3次口服,30剂。

处方:淫羊藿30g,仙茅30g,车前子20g,当归20g,丹参30g,牛膝30g,
荔枝核15g。水煎2 000ml,去药渣,先熏后浴,每日1次,30剂。

三诊(2011年7月9日):应用上方口服和熏浴药物后,小便次数正常,夜晚
1~2次,小便有力,不再尿湿裤子,尿末滴白和会阴部坠胀等症状消失,性欲淡
漠、阳痿、手足欠温、腰酸乏力等症状均有好转。舌淡红,苔薄白,脉缓而有力。
前列腺液实验室检查:白细胞(++),卵磷脂小体(++)。症状虽然消除,但前
列腺液实验室检查指标仍异常。嘱其继续用药巩固,但患者对中药煎煮和熏浴
已感厌烦,遂以金匮肾气丸合补中益气丸再服1个月,半个月后患者告知症状未
复发,药已停用。

【按语】慢性前列腺炎是现代医学名称,属于中医的"精浊""淋浊"等范畴。
中医学认为湿毒内侵、湿热下注、瘀血阻滞、阴虚火旺、脾肾亏虚均可导致此病的
发生。本案患者采用中药内服和熏浴结合治疗的方法,方中制附子、肉桂取微微

生长少火以生肾气之意;熟地黄滋补肾阴;山茱萸、山药滋补肝脾,属于"阴中求阳";泽泻、茯苓、车前子、牛膝健脾益肾、利水渗湿,牡丹皮清肝泻火,意在补中寓泻,使补而不腻;菟丝子、枸杞子、覆盆子、金樱子补肝肾、益精血、强腰膝、固下元,以补肾固精;黄芪补脾益气,补后天助先天;荔枝核理气止痛,可缓解会阴部胀痛;芡实、桑螵蛸收敛固涩,可解决尿末滴白症状。中药熏蒸或坐浴既能发挥热效应的治疗作用,同时淫羊藿、仙茅补肾壮阳和当归、丹参、牛膝活血化瘀的中药成分又能借助热效应更好地吸收,从而更大限度地发挥疗效。现代医学认为,中药熏浴能较好地改善盆腔及前列腺部的血液循环,促进炎症的迅速恢复。后改用金匮肾气丸和补中益气丸巩固疗效,患者坚持治疗2个月,症状全部消失。

医案5:肾气不固遗尿、尿血(尿失禁、血尿)案

李某,男,1978年5月6日出生,南阳市唐河县人,市中心血站职工。以"化疗后小便失禁、尿中带有血块2日"为主诉求治。

患者8年前患白血病,经过3次化疗、对症处理等综合治疗,经常服用一些温补肾阳、填补肾精的药物,整体情况良好,已能正常上班,从事轻微的家务劳动,家庭和睦,情绪稳定。就诊前2个月逐渐出现头晕、乏力、发热等消耗性症状,经市内某三级医院检查确定为白血病复发,需继续进行化疗。于2014年2月15日进行一次化疗,虽然出现一些毒副作用,但经过饮食调理、药物治疗后身体逐渐康复;3月5日连续进行第二次化疗,化疗结束后,全身不良反应非常明显,因住院时间较长,产生厌烦情绪,患者坚持出院在家调养。出院后第二天,即感小便失禁、尿中带有血块,且症状逐渐加重,急打电话请我到其家中用中药为其诊治。

初诊(2014年3月11日):患者卧床,精神疲惫,面色萎黄,唇色淡白,气短懒言。自诉应用化疗药物后小便失禁,不能控制,尿中带有大量血块,头晕眼花,全身酸软,倦怠无力,大便溏泄。诊舌淡苔白,脉沉细无力。实验室检查报告显示血常规:白细胞2.1×10^9/L,红细胞3.2×10^{12}/L,血红蛋白58g/L,血小板98×10^9/L。中医诊断为尿失禁、尿血,证属肾气不固、气不摄血。西医诊断为小便失禁、贫血。治以补益肾气、固摄止血。方用无比山药丸加减。

处方:山药30g,熟地黄15g,山茱萸15g,菟丝子15g,肉苁蓉15g,巴戟天15g,黑杜仲30g,补骨脂15g,生晒参30g,生黄芪60g,五味子15g,赤石脂20g,炒蒲黄10g,三七6g(冲服),阿胶20g(烊化),金樱子15g。每日1剂,水煎600ml,分3次口服。3剂。

特殊医嘱:静卧少动,禁食辛辣刺激食物。

二诊(2014年3月14日):服上方3剂后,尿失禁及尿中带血症状消除,已能自控进行小便,尿中无血块。全身症状有所好转,大便溏泄症状减轻,已能起身端坐,言语较前有力,但仍见面色萎黄、头晕眼花、全身酸软、倦怠无力、气短难续、大便溏泄、舌淡苔白、脉沉细无力等症状。药已对症,肾气得补,固摄有力,继用上方加减治疗。

处方:山药30g,熟地黄15g,山茱萸15g,菟丝子15g,肉苁蓉15g,巴戟天15g,黑杜仲30g,补骨脂15g,生晒参20g,生黄芪40g,五味子15g,赤石脂20g,当归15g,白芍20g,阿胶20g(烊化)、茯苓20g。每日1剂,水煎600ml,分3次口服。

上方连续服用1个月后,患者告知全身症状大为好转,大小便正常,已无面色萎黄、头晕眼花、全身酸软、倦怠无力、气短难续等症状。实验室复查血常规:白细胞5.6×10^9/L,红细胞4.3×10^{12}/L,血红蛋白115g/L,血小板136×10^9/L。各项指标恢复正常,已能自主从事正常的家庭活动。

【按语】尿失禁是由于膀胱括约肌损伤或神经功能障碍而丧失排尿自控能力,使尿液不自主地流出。尿失禁的病因可分为先天性疾患、创伤、手术和各种原因引起的神经源性膀胱排尿功能失调。本案患者是由于应用化疗药物引起膀胱神经功能障碍所致。小便中混有血液,甚或伴有血块的病症称为尿血。此患者使用化疗药物后,血小板减少,凝血功能出现障碍,出现尿血症状。

脏腑功能的亏虚是导致尿失禁的主要原因。《素问·灵兰秘典论》说:"膀胱者,州都之官,津液藏焉,气化则能出焉。"肾主水,与膀胱相表里,共司小便。体内水液的分布、排泄,主要依赖肾的气化。

本案患者证属肾气不固、气不摄血,治以补益肾气、固摄止血。方用无比山药丸加减,方中山药、熟地黄、山茱萸补肾益精;菟丝子、肉苁蓉、巴戟天、黑杜仲、补骨脂温肾助阳;生晒参、生黄芪补气健脾,益气生血;当归、白芍、阿胶养血补血;五味子、赤石脂、金樱子益气固摄;茯苓健脾利水;炒蒲黄、三七止血且不留瘀。集补肾、益气、固摄、止血不留瘀为一体,肾补则小便约束有力,气充则血得以存摄。虽病症较重,但药中肯綮,效如桴鼓。

医案6:肾虚肝郁子痰(附睾结核)案

季某,男,1968年9月12日出生,汉族,职工,居住在南阳市高新区。以"右侧睾丸结节疼痛1年"为主诉求治。

患者形体瘦小,平时易出现腰膝酸软、头晕耳鸣、头发脱落等症状。5 年前发现右侧附睾肿胀疼痛,附睾处可触摸到一绿豆大小的结节,给予抗结核、对症治疗半年,疼痛时轻时重,但附睾结节从未软化和消失,且逐渐增大。经朋友介绍,到我处求治。

初诊(2015 年 2 月 3 日):患者患附睾结核 5 年余,右睾丸结节疼痛,同时伴腰部酸痛,检查右侧睾丸附睾尾部可扪及黄豆大结节一枚,质地较硬,稍有压痛,活动度良好。腰酸耳鸣,失眠多梦,形体消瘦,面色无华,舌淡红有裂纹,脉细弦。B 超提示右侧附睾尾部有一结节约 5mm×3mm×3mm。中医诊断为子痰,证属肝肾阴虚、痰郁阻滞。西医诊断为附睾结核。治疗用滋补肝肾、化痰软坚法,方用六味地黄丸合消瘰丸加减。

处方:生地黄 30g,山药 20g,山茱萸 20g,牡丹皮 15g,茯苓 20g,泽泻 15g,大贝母 15g,枸杞子 15g,牡蛎 30g,玄参 30g,川牛膝 15g,桃仁 20g,制穿山甲 10g(冲服)。5 剂,每日 1 剂,水煎 500ml,分 3 次口服。

特殊医嘱:适当休息;加强营养,以清补为主,忌食辛辣油腻食物;节制房事,避免过分疲劳。

二诊(2015 年 2 月 9 日):患者服上药 5 剂后,腰部酸痛、头晕耳鸣、失眠多梦得减,但睾丸仍然疼痛、质地较硬,上方加蜈蚣 3g、土鳖虫 20g、川楝子 15g,续服 10 剂。告知睾丸疼痛得减,附睾结节软化。此方连服 40 剂,附睾结节和疼痛痊愈,全身症状消除。后曾回访,未再复发。

【按语】附睾结核是附睾感染结核杆菌后引起的一种特异性感染,相当于中医所成的"子痰"。本病以附睾结节为主,多见于青壮年,右侧发生者较多。其起病和发展较为缓慢,预后较差,附睾结核不易消散,溃后难以收口,双侧者会出现精道阻塞性不育。中医认为本病一般以阴虚火旺、痰浊凝集、血脉瘀滞为主。此患者素体较差,原患附睾结核,肝肾经已亏,且形体消瘦,面色无华,腰酸耳鸣,失眠多梦,脉细弦,舌淡红有裂纹,故重点在于补肝肾,用六味地黄丸加味;阴虚炼液成痰,痰浊凝聚,痰瘀互结,故用消瘰丸加桃仁、穿山甲、川楝子、川牛膝、蜈蚣、土鳖虫化痰逐瘀,软坚散结。诸药相伍,虚实兼顾,标本同治,不抗结核而结核自愈。

医案 7:肾虚湿热早泄(慢性前列腺炎)案

杨某,男,1987 年 6 月 16 日出生,汉族,已婚未育,南阳市内乡县人。以"早泄 1 年余"为主诉求治。

患者在餐馆工作,结婚两年。婚后即感性功能障碍,以早泄为主,射精快,性生活时间不超过1分钟即射精。夫妻关系出现问题,一直未能孕育。曾在当地某医院泌尿外科检查前列腺液常规,诊断为前列腺炎,经用西药环丙沙星、呋喃妥因及中药清热解毒、利尿通淋等治疗,效果不佳,乃来我院就诊。

初诊(2014年12月21日):患者自诉婚后性功能障碍,每次性生活射精快,有时一触即泄,且伴有阳痿、尿等待、尿频尿急、尿后余沥不尽。伴会阴部潮湿瘙痒,溲黄浑浊,大便黏滞,头晕乏力,腰酸膝软等症状。查体:男性特征和睾丸发育正常。形体消瘦,舌淡胖,苔白厚腻,脉沉缓。中医诊断为早泄,证属肾虚兼有湿热。实验室检查:前列腺液检查:卵磷脂小体(+),脓细胞(+++)。精液常规检查:液化时间50分钟,精液量3ml,精子密度$23 \times 10^6/ml$,精子成活率58%,a级精子活力18%,b级精子活力21%,c级精子活力31%,d级精子活力30%,白细胞(++)。中医诊断为早泄,证属肾虚湿热。西医诊断为慢性前列腺炎。治以补肾导浊,清利湿热。方选徐福松老师的萆薢汤加减。

处方:萆薢20g,益智仁15g,菟丝子15g,茯苓15g,车前子15g,石菖蒲15g,山药20g,生甘草6g,沙苑子15g,煅牡蛎30g,煅龙骨30g,薏苡仁30g。每日1剂,水煎500ml,分3次口服。

特殊医嘱:戒烟限酒,禁食辛辣刺激之品,避免久坐和劳累。

上方服7剂后症状好转,连服2个月,诸症消失,复查前列腺液常规,卵磷脂小体30个,脓细胞少许,临床基本痊愈。后追访性功能好转,其妻已怀孕3个月。

【按语】早泄是临床常见的男性性功能障碍。肾藏精,精之藏泄受制于肾。然与心肝脾关系密切。肾阳虚,肾气不固;阴虚火旺,精官失职;情志抑郁,肝失疏泄;心脾两虚,气陷失摄;心肾不交,相火妄动;湿热下注,开合失权等因素均可导致早泄。

本患者既有形体消瘦、腰酸乏力、阳痿等肾虚症状,又有会阴部潮湿、小便混浊、舌淡胖、苔白厚腻、脉沉缓等湿热之象,故治以补肾摄精、清热利湿、分清导浊。

萆薢汤是徐福松老师的经验方,在萆薢分清饮的基础上合菟丝子丸加减而成。方中菟丝子补肾益精、萆薢利湿而分清浊,两药合用为主药,共奏补肾祛浊之功;薏苡仁、茯苓、车前子、石菖蒲利水渗湿,助萆薢分清导浊;沙苑子、山药、益智仁助菟丝子益肾填精;煅龙骨、煅牡蛎收敛固摄。全方配伍,化湿不伤阴,益肾不留邪,可广泛用于肾虚湿浊之早泄、淋证及男性不育等男科疾病。

医案8:肾虚湿热精浊(慢性前列腺炎)案

张某,男,1980年7月5日出生,已婚,南阳市南召县人,国企职工。以"尿末滴白,尿后余沥不尽3年"为主诉求治。

患者虽为国企职工,但自己兼职开一网吧,且朋友较多,经常饮酒抽烟、熬夜加班,身心疲惫。3年前不自主出现尿末滴白、尿后余沥不尽等症状。曾在当地及市内多家医院泌尿外科被诊断为慢性前列腺炎,经用西药和微波治疗,效果不佳,故来我院求中医治疗。

初诊(2013年9月6日):患者主诉尿末滴白、尿后余沥不尽3年,形体消瘦,身心疲惫,尿末滴白时多时少,溲黄浑浊,形体消瘦,腰膝酸软,早泄,大便不畅,口苦而黏,舌红,苔黄腻,脉濡数。前列腺液实验室检查:脓细胞30个布满视野,卵磷脂小体(+)。中医诊断为精浊,证属肾虚湿热型。西医诊断为慢性前列腺炎。治以补肾导浊,清热利湿。方用草薢分清饮合菟丝子、沙苑子、益智仁等。

处方:草薢20g,石菖蒲15g,黄柏15g,菟丝子15g,沙苑子15g,益智仁15g,土茯苓30g,白术15g,车前子15g,生薏苡仁30g,当归15g,桃仁20g,甘草6g。7剂,每日1剂,水煎500ml,分3次口服。

特殊医嘱:戒烟限酒,禁食辛辣刺激食物,保持良好心态,注意休息,减少疲劳。

二诊(2013年9月13日):上方服7剂后,尿末滴白减轻,身心疲惫、腰膝酸软、早泄、大便不畅、口苦而黏等症状好转,但仍有尿后余沥不尽、尿液浑浊等症,舌红,苔黄腻,脉濡数。药已对症,上方加减,继续服用。

处方:草薢20g,石菖蒲15g,黄柏15g,菟丝子15g,沙苑子15g,益智仁15g,土茯苓30g,白术15g,车前子15g,山药20g,续断20g,当归15g,桃仁20g,甘草6g。每日1剂,水煎500ml,分3次口服,连服2个月。

三诊(2013年11月15日):上方连服2个月后,尿末滴白、尿后余沥不尽、溲黄浑浊、腰膝酸软、早泄、大便不畅、口苦而黏等症状消失,舌、脉恢复正常,复查前列腺液常规:脓细胞(-),白细胞(+),卵磷脂小体(+++),临床基本痊愈,随访1年,未见复发。

【按语】前列腺炎是男科常见病,有急性、慢性之分。急性者可自行缓解或经积极治疗而痊愈,预后较好;慢性则以症状复杂,病程迁延,并发症多且易反复发作为特征,是困扰男科患者较为突出的病症,其发病率高。慢性前列腺炎占泌尿科门诊患者的 30% ~50%,未婚、已婚均可发病。

中医自古无前列腺炎之说,其症状归于淋证、白淫、白浊、精浊等病,古人云:"浊出精窍,淋出溺窍",精浊与尿浊异门同路,著名男科专家徐福松教授也认为,慢性前列腺炎相当于中医的精浊。

本案患者为肾虚兼有湿热,法当补肾导浊,清热利湿。治以草薢分清饮合菟丝子、沙苑子、益智仁加味;方中草薢除湿、菟丝子补肾精为主药,治湿而不伤阴,补阴而不腻湿;沙苑子、益智仁固精,山药固肾,续断补肾,可增强益肾填精之力;车前子、生薏苡仁利水渗湿,土茯苓导浊清热,可加大分清渗浊之功;石菖蒲化痰开窍,生甘草和中解毒兼引诸药直趋精室;黄柏清热利湿,白术健脾渗湿,以助上药之效;当归、桃仁养血活血,可解决血脉瘀滞之患。全方药证相符,配伍精当,补肾导浊,消补兼施,使肾虚兼湿热所导致的精浊诸证得以解除。

医案9:肾阳虚癃闭(前列腺增生)案

张某,男,1946 年 8 月 16 日出生,农民,南阳市宛城区汉冢乡人。以"小便涩滞不畅 4 年"为主诉求治。

患者形体稍丰,年事已高,平素怕冷喜暖。4 年前出现小便频数,夜尿增多,未予治疗,后渐致涩滞不畅,尿后余沥不尽。在当地用西药环丙沙星、特拉唑嗪治疗三周后,疗效不佳,遂到我院求中医诊治。

初诊(2014 年 3 月 14 日):患者精神倦怠,形体稍丰,主诉小便涩滞不畅 4 年,伴小腹胀满,腰腿酸软,喜暖,下肢发凉,舌质红,苔白腻而润,脉弦缓。彩超示前列腺增生。中医诊断为癃闭证,证属肾阳不足。西医诊断为前列腺增生。治以温补肾阳、化气行水。方选金匮肾气汤加减。

处方:熟地黄 30g,山药 20g,山茱萸 15g,茯苓 10g,泽泻 10g,牡丹皮 10g,制附子 6g(先煎)、桂枝 10g,菟丝子 15g,巴戟天 15g,车前子 15g,制穿山甲 10g(冲服)。5 剂,每日 1 剂,水煎 500ml,分 3 次口服。

特殊医嘱:注意休息,避免劳累,禁食辛辣刺激食物。

二诊(2014 年 3 月 20 日):上方服用 5 剂后,小便比用药前通畅,余证均减。效不更方,上方加生黄芪 30g,继服。

处方:熟地黄 30g,山药 20g,山茱萸 15g,茯苓 10g,泽泻 10g,牡丹皮 10g,制附子 6g(先煎)、桂枝 10g,菟丝子 15g,巴戟天 15g,车前子 15g,制穿山甲 10g(冲服),生黄芪 30g。7 剂,每日 1 剂,水煎 500ml,分 3 次口服。

三诊(2014 年 4 月 10 日):上方又服用 20 剂后,小便通畅,诸症消失。嘱其服金匮肾气丸1年,以巩固疗效。后彩超复查,前列腺大小恢复正常。

【按语】前列腺增生症,属中医学"癃闭"范畴。《张氏医通》中将癃和闭做了区分:"癃闭者,合而言之,一病也;分而言之,有暴久之分。盖闭者,暴病,为溺点滴不出,俗名小便不通是也。癃者,久病,为溺癃淋沥,点滴而出,一日数十次。"《黄帝内经·素问》曰:"膀胱者,州都之官,津液藏焉,气化则能出矣。"癃闭的病变部位虽在膀胱,但发生与肾有直接关系。肾为先天之本,主调节人体水液代谢。膀胱的气化功能取决于肾气的盛衰,肾气有助膀胱气化津液和主宰膀胱开合以约束尿液的作用。老年男性易患此病的原因在于:人到老年以后,肾气自衰,阳气不足,肾不纳气。除了小便的改变,往往还伴有腰以下寒冷感,腰膝无力,舌质淡,脉细弱等症状。根据治病必求于本的原则,采取补肾益气、温补肾阳的治法。肾气得补,膀胱自强,症不复见。但补阳之药每多辛燥,易伤肾阴,故补阳之中,还应兼以补阴,以便阴阳相互为用,协调平衡。

医案10:湿热滑精(慢性前列腺炎)案

王某,男,1986年4月8日出生,汉族,已婚,农民,南阳市唐河县人。以"滑精无度3年,加重1个月"为主诉求治。

患者平素嗜酒,既往有慢性胆囊炎病史和手淫等不良生活习惯。3年前出现滑精,每日滑精4~6次,遇有性感刺激,即刻出现滑精。在当地某医院诊断为"慢性前列腺炎",经中西医治疗,病情时轻时重,但均未痊愈。近1个月来患者应酬饮酒较多,病情加重。乃求余诊治。

初诊(2014年12月3日):患者精神疲惫,主诉每天滑精2~3次,白天多于夜晚,最长一次流精5分钟左右,伴有头昏无力,口苦咽干,胁肋胀痛,渴喜冷饮,阴囊潮湿,小便黄热,大便干结。舌质红,苔黄腻,脉弦数。查尿常规:白细胞(++++),上皮细胞1~2个,精子(+)。中医诊断为滑精,证属湿热下注。西医诊断为慢性前列腺炎。治以清泻肝经湿热,方选龙胆泻肝汤加减。

处方:龙胆草10g,生栀子20g,黄芩15g,茯苓15g,柴胡10g,通草6g,当归15g,车前子15g(包煎),生地黄30g,蒲公英30g,泽泻15g,甘草6g、黄柏15g、砂仁10g。5剂,每日1剂,水煎500ml,分3次口服。

特殊医嘱:禁食辛辣刺激及炙煿之品,戒烟限酒,保持良好心态。

复诊(2014年12月7日):服上方5剂后,滑精已止,诸症减轻,尿常规复查(-)。但大便泄泻,1日3~5次。此为寒凉药物伤及脾胃所致,去原方中栀子、黄柏,加入炒山楂30g、炒白术20g、炒薏苡仁30g,续服7剂,诸症遂愈。

【按语】遗精是指不因性交而精液自行泄出的病症,其中无梦而遗,甚至清醒时精液自行滑出者谓之"滑精"。

滑精的基本病理变化总属肾失封藏,精关不固。其病位在肾,但与心、肝、脾三脏密切相关。《黄帝内经》云:"肾者主蛰,封藏之本,精之处也。"受五脏六腑之精而藏之。正常情况下,肾精不会外泄。如肾脏自病或受其他因素影响肾之封藏功能,则精关不固,精液外泄,而发生遗精或滑精。

本案患者素有慢性胆囊炎病史和饮酒嗜好,为肝胆湿热之体,加之近期频繁应酬饮酒而使湿热加重。肝主疏泄,肾主封藏。二者皆有相火,肝胆湿热下注,助其肾中相火,火旺扰精,精不守舍,精关不固而出现滑精。阴囊潮湿,口苦咽干、胁肋胀痛,渴喜冷饮,小便黄热,大便干结,舌质红,苔黄腻,脉弦数,均为肝胆湿热之征象。龙胆泻肝汤为清泻肝胆湿热之剂。方中龙胆草、栀子、黄芩清泻肝胆之火;黄柏清泻相火以坚阴;柴胡疏肝解郁以利胆;车前子、泽泻、通草利湿以助泻热;当归、生地黄滋补阴血以防伤阴之弊;砂仁补益脾胃以助运化;甘草梢调和诸药。诸药合用共奏清泻肝胆之火、清利下焦湿热之功。湿热得下、相火得平,精室安宁而不得扰,故可治愈滑精。

医案11:湿浊热瘀淋浊(慢性前列腺炎)案

董某,男,1973年7月11日出生,公司职员,南阳市卧龙区人。

患者在公司平素坐多动少,有饮酒食辣的生活习惯。2年前出现尿频、尿急、尿不尽、小便浑浊、腰骶部坠胀等症状,曾到市内多家医院就诊,均诊断为慢性前列腺炎。治疗以抗生素和α受体阻滞剂为主,主要药物为环丙沙星和特拉唑嗪,连续用药一年余,症状时轻时重。但小便浑浊和排尿不畅症状始终未减,精神极度痛苦。导致近一个月来出现失眠、早泄现象,影响夫妻生活。百般无奈,到我院求中医诊治。

初诊(2011年11月8日): 患者情绪低落,表情痛苦。主诉为尿频、尿急、排尿不适、尿道灼热感、小便淋漓不尽、尿液浑浊。尤其是排尿终末或大便用力时尿道口有乳白色分泌物滴出。腰骶部、肛门区、睾丸及少腹部出现酸胀,有时疼痛,会阴部经常潮湿、瘙痒。查舌质暗红,苔白腻,脉濡数。肛诊检查前列腺腺体大小正常,表面不规则,质地稍硬而不均匀,局部有压痛。前列腺液实验室检查白细胞(+++),卵磷脂小体(+)。诊断为淋浊,即西医所称的慢性前列腺炎。此为长期过食辛辣、过度饮酒,久坐少动,湿热之邪侵袭人体,流注下焦,阻滞精室,精道瘀阻,膀胱气化不利,湿浊、瘀血、热毒蕴结所致。治疗当以化浊、祛瘀、解毒为主,辅以健脾补气,用自拟化浊消癥饮进行治疗。

处方:生薏苡仁30g,萆薢20g,石菖蒲15g,土茯苓30g,桃仁20g,川牛膝15g,当归15g,赤芍20g,川楝子15g,败酱草30g,蒲公英30g,牡丹皮15g,桂枝10g。每日1剂,水煎400ml,分2次口服;口服药煎煮后再加水煎煮2000ml,睡前熏蒸30分钟。连用2周,用药期间嘱其戒烟酒,避免久坐和劳累。

二诊(2011年11月23日):患者连续用药2周后,精神状态轻松,自觉症状明显减轻,小便较前顺畅。会阴部潮湿、瘙痒症状消失。腰骶部及少腹部未出现疼痛,但仍有酸胀感觉。排尿终末或大便用力时尿道口未出现乳白色分泌物滴出,但小便仍然浑浊。查舌质红,苔白腻,脉濡数。药已对症,措施得力,未进行实验室检查,药物稍作调整去川楝子、蒲公英,加白术、黄芪内服外熏继续治疗。

处方:生薏苡仁30g,萆薢20g,石菖蒲15g,土茯苓30g,桃仁20g,川牛膝15g,当归15g,赤芍20g,白术15g,败酱草30g,黄芪30g,牡丹皮15g,桂枝10g。每日1剂,水煎400ml,分2次口服;口服药煎煮后再加水煎煮2000ml,睡前熏蒸30分钟。连用2周,用药期间嘱其戒烟酒,避免久坐和劳累。

三诊(2011年12月8日):患者连续用药4周后,心情舒畅,精神状态轻松,自觉症状消失,排尿顺畅,无尿频、尿急、排尿不适症状,尿液清澈,但时有排尿无力和腰骶部酸胀的感觉。查舌质淡红,苔薄白,脉濡数。症状已去八九,但前列腺液实验室常规复查结果仍较差,白细胞(++),卵磷脂小体(++),说明患者病程较久,前列腺腺体损伤较重,腺体周围组织的循环改善需要一定的过程。嘱其仍按上述方法继续治疗2周。

两周后电话告知,上述症状全部消除,早泄等性功能障碍恢复正常,不愿再服药,也不愿再进行前列腺液实验室复查。嘱其调节工作生活习惯,加强身体锻炼,保持心态舒畅,定期复查。

【按语】慢性前列腺炎是青壮年男性的常见病、多发病,大约有近半数的男性在其一生中某个时候会受到前列腺炎的影响。近年来,应用中医药或中西医结合的方法治疗慢性前列腺炎取得了长足的进步,特别是在消除临床症状方面疗效显著。中医古籍中并无前列腺炎的病名,一般根据前列腺炎的尿道症状,归属于"淋证""精浊"范畴。根据临床观察,慢性前列腺炎的主要症状有小便频急、尿后余沥不尽、尿道灼热、会阴部疼痛或不适、少腹疼痛或不适、腰骶部疼痛、睾丸疼痛、阴囊潮湿、尿后滴白等。其病因不外本虚(气虚、肾虚)、标实(血瘀、湿热)。

《医衡·证论·精浊论》曰:"尿与精所出之道不同,淋病在尿道,故纲目列之肝胆部,浊病在精道,故纲目列之肾膀胱部……每具时医以淋法治之,五苓、八正杂投不已,因而剧增者,不可胜数,予每正之,其余尚难以户说也。盖有精败而腐者十九,有湿热流注与虚者十一。"在临床实践中本人用自拟化浊消癥饮治疗慢性前列腺炎取得了良好的效果。方中石菖蒲、生薏苡仁、土茯苓、萆薢祛湿化浊;桃仁、川牛膝、当归、赤芍、牡丹皮活血祛瘀;败酱草、蒲公英清热解毒;川楝子行气止痛;桂枝温经通络,合桃仁、牡丹皮等药取桂枝茯苓丸之意以化瘀软坚;黄芪、白术健脾益气,以达扶正祛邪之功。化浊、祛瘀、解毒、补气贯穿于慢性前列腺炎整个治疗的全过程,切中病机,解除症状,故能取得满意的疗效。

医案12:虚火内盛血精(精囊腺炎)案

刘某,男,45岁,商人,南阳内乡人。以"精液中带血半月"为主诉求治。

患者为中年男性,平素嗜好辛辣食物,两年前因血精经余诊治,服药5剂后痊愈,两年内未曾复发。半月前无明显原因再次出现血精,连续4次性生活精液中均出现粉红色黏液。性生活后身心极度疲惫,心烦出汗,造成思想恐惧。在当地按精囊腺炎给予西药治疗一周,效果不佳,忽然想起两年前满意的疗效,故专程到我院求治。

初诊(2013年5月8日):患者精液中带血,血量较大,约占精液的三分之一,精液呈粉红色。小便黄赤灼热,心烦口渴,夜间盗汗,腰膝酸软,头晕耳鸣,未出现尿频、尿急、尿痛、尿不尽等排尿障碍之症。下腹部及会阴部不疼痛,前列腺液、尿常规检查未发现异常。察舌质红,苔薄黄,脉细数。中医诊断为血精,证型为阴虚火旺。西医诊断为精囊腺炎。治以滋阴降火、凉血止血。方用知柏地黄丸加减。

处方:知母15g,黄柏15g,生地黄30g,山药20g,山茱萸15g,牡丹皮15g,茯苓10g,泽泻10g,小蓟30g,茜草20g,炒蒲黄10g,三七6g(冲服),白茅根为引。7剂,每日1剂,水煎600ml,分3次口服。

嘱其少食辛辣刺激食物,限烟禁酒。

二诊(2013年5月17日):患者自诉上方服用3剂,性生活后即无血精,停药两天再次性生活仍发现有血精,但血色稍淡,遂继续用药,控制性生活。药证相投,尚未巩固,效不更方,按上方继服7剂,治疗期间禁房事。又10日后,患者电话告知服药后3次性生活未再出现血精,不愿再来诊疗。嘱其自购知柏地黄丸连服1个月。

【按语】精囊是男性生殖器的附属腺体,发生炎症后,引流不畅,细菌侵入后易祸根常留,很难彻底治愈。精囊炎,尤其是慢性精囊炎合并慢性前列腺炎,易致病程迁延,所以患者治病应持之以恒,切不可延误治疗,造成继发性不育等并发症。故一旦发现射精疼痛或血精,应想到患精囊炎的可能,应抓紧到医院治疗。

中医学认为,当各种原因导致脉络损伤或血液妄行时,就会引起血液溢出脉外而形成血证。各种原因引起的出血共同的病机可以归结为火热熏灼、迫血妄行及气虚不摄、血溢脉外两类。本案患者射精时出血仍属血证范畴,是由于火热熏灼、迫血妄行所致。本案治以滋阴降火、凉血止血,方用知柏地黄丸加减,方中生地黄、山药、山茱萸、茯苓、泽泻、牡丹皮滋补肾阴,"壮水制主,以制阳光";知母、黄柏滋阴降火;小蓟、茜草、蒲黄、三七凉血止血。药中肯綮,即使迁延难愈的精囊腺炎,也有良好的效果。

医案13:阴虚火旺淋浊(慢性前列腺炎)案

何某,男,1984年6月21日出生,汉族,已婚,南阳市高新区人。以"大便用力后尿道滴白,尿后余沥不尽6年"为主诉求治。

患者6年前小腹酸胀,大便用力后尿道滴白,在当地医院诊断为慢性前列腺炎,应用中西药治疗效果不佳。近1个月来经常熬夜,过度劳累使病情加重,出现大便用力后滴白、尿后余沥不尽症状,故求余诊治。

初诊(2014年10月3日):患者主诉大便用力后尿道滴白,尿频尿急,尿后余沥不尽。尿道口有灼热感,小腹坠胀,会阴部及腰部酸困;手足心发热,两颧微红,体温正常;头昏乏力,耳鸣目涩,口渴喜饮,大便干结,三日一行。性欲旺盛,射精快。舌质红,苔少、中有裂纹,脉细数;实验室检查:前列腺液中白细胞(++),卵磷脂小体(+)。中医诊断为淋浊,证属阴虚火旺,肾精不固;西医诊断为慢性前列腺炎。治以滋阴降火、固肾涩精,方选知柏地黄汤合菟丝子汤加减。

处方:生地黄15g,熟地黄15g,山茱萸15g,炒山药15g,泽泻15g,茯苓20g,牡丹皮20g,知母15g,黄柏10g,菟丝子15g,沙苑子15g,车前子15g,益智仁15g。每日1剂,水煎500ml,分3次口服。

特殊医嘱:戒烟限酒,禁食辛辣刺激食物,节减房事,避免劳累。

上方服用10天后,症状明显好转,2个月后复查,前列腺液中白细胞(+),卵磷脂小体(++),余均正常。嘱其口服知柏地黄丸继续治疗2个月,诸证痊愈。

【按语】慢性细菌性前列腺炎的临床症状不尽相同,但是容易反复发作,病程较长。患者的症状与检查结果有时不一致。一些患者的临床表现较重,但检查无明显改变。其主要症状表现为尿急尿频尿痛、排尿不适、尿道灼热、尿后淋漓不尽,尿中常有乳白色分泌物。尤其是尿末或者大便用力时出现"尿白"滴出。有时尿道口有分泌物,还会不同程度出现会阴部酸胀疼痛,早泄、遗精等性功能障碍及失眠多梦、精神抑郁等精神症状。

该患者过度劳累,久病伤肾,阴虚火旺,精气耗伤,内扰精室,精浊并至,故出现"尿白"症状。用知柏地黄汤合菟丝子汤加减,治以滋阴降火、固肾涩精。方中生地黄、熟地黄、知母、黄柏滋阴降火,山药滋肾补脾,山茱萸益肝补肾;泽泻配熟地黄降肾浊,牡丹皮配山茱萸泻肝火,茯苓配山药健脾渗湿;菟丝子、沙苑子、益智仁补肾固精。诸药合用,滋阴而不腻滞脾胃,降火而不伤肾阳,以达虚实兼治之功。

本案患者病程较长,所见症状以肾虚为重,故在用熟地黄、生地黄、山药滋阴降火的同时,重用菟丝子、沙苑子、益智仁补肾摄精。

医案 14:阴虚血瘀淋证(前列腺增生症)案

苏某,男,1952 年 7 月 21 日生,汉族,农民,南阳市镇平县遮山人。以"尿频、尿急、尿余沥不尽 3 年,加重 1 个月"为主诉求治。

患者素体阴虚,加之年岁已高,长期在野外工地生活,席地而居,致使阴虚而瘀,血脉瘀滞;湿热内蕴,影响膀胱气化功能,故于 3 年前患前列腺增生症。曾服前列康等西药以及中药温阳化气之品,时轻时重,疗效不佳,给患者生活带来极大的困扰。1 个月前因连续阴雨潮湿,加之朋友相聚多次饮酒,随之尿频、尿急症状加重,甚则排尿困难,小腹膨隆,在当地输液 7 天无任何效果,遂到我院求治。

初诊(2014 年 8 月 3 日):患者表情痛苦,小便不畅,尿频、尿急、尿余沥不尽。伴有腹胀腰痛,小腹膨隆。无发热恶寒,阴囊潮湿、瘙痒,舌质暗,苔少、中有裂纹,脉细涩。实验室检查:尿常规脓细胞(++);血液肌酐 160μmol/L,尿素氮 12mmol/L;前列腺彩超示大小 5.1cm×4.8cm×2.6cm,回声均匀。中医诊断为淋证,证属阴虚内热、血瘀阻络。西医诊断为前列腺增生症。治以滋阴清热、利湿化瘀。方选知柏地黄汤合桂枝茯苓丸加味。

处方:知母 15g,黄柏 15g,生地黄 30g,山药 20g,山茱萸 15g,牡丹皮

15g,茯苓20g,泽泻15g,桂枝10g,赤芍20g,川牛膝15g,桃仁20g,郁金15g,制穿山甲6g,皂角刺30g,败酱草30g。7剂,每日1剂,水煎500ml,分3次口服。

特殊医嘱:禁烟酒及辛辣炙煿食物,精神舒畅,保持良好心态。

二诊(2014年8月10日):患者服上方7剂后,尿频、尿急、尿余沥不尽大减,小便感觉顺畅,阴囊潮湿、瘙痒消失,腰酸腹痛症状减轻,舌质暗红、苔少、中有裂纹,脉细涩。药已对症,效不更方,原方继服3周。

三诊(2014年8月31日):患者服药4周后,小便通畅,无尿急、尿频,无腹胀腰酸,舌红,苔薄白,脉细,尿常规及培养无异常,血液化验复查也正常,前列腺彩超示大小4.6cm×4.3cm×2.3cm,无残余尿。患者在工地生活不便,症状减轻后,不愿服汤药,遂嘱其口服知柏地黄丸合桂枝茯苓丸以巩固疗效。

【按语】前列腺增生症也称前列腺良性肥大,是老年男子排尿困难最常见的原因,与中医学的淋证极为相似。前列腺增生症的发病率随年龄而增长,随着我国人民生活水平的提高,前列腺增生症的发病率有逐年增高的趋势,已成为泌尿男科的常见病和多发病,给老年人带来精神和肉体上的诸多痛苦。通常认为,男性进入老年期后由于体内性激素平衡失调而引起腺体的良性增生,腺体突入膀胱,压迫后尿道,引起下尿路梗阻。长期梗阻使膀胱内压增高,膀胱逼尿肌功能失代偿,引起尿潴留,甚至输尿管反流性肾积水,导致肾功能不全。

本案患者既为阴虚内热、湿热内盛,血瘀阻络,治当滋阴清热、利湿化瘀,方选知柏地黄汤合桂枝茯苓丸加味。知柏地黄丸为滋阴降火之方,用纯甘壮水之剂,滋阴清热,治虚之本,兼可利湿清热;桂枝茯苓丸为化瘀消坚之剂,消妇科癥积,同样也可消男科癥积,对治疗老年前列腺增生症有特殊疗效;赤芍、川牛膝、郁金活血化瘀,制穿山甲、皂角刺软坚散结以增化瘀软坚之力;败酱草清热解毒、活血消肿,可解热祛瘀。全方配伍,药证相符,可使阴虚得补、湿热清利、瘀滞得通、肥坚得软,膀胱气化通畅,小便不畅得以解除。

医案15:阴虚血瘀癃闭(前列腺增生症)案

李某,男,1941年4月12日出生,汉族,退休职工,南阳市宛城区人。以"化疗后小便点滴不通2周"为主诉求治。

患者患前列腺增生症6年余,1个月前因直肠癌进行手术根治,术后化疗两次,出现小便点滴不出,即行尿管导尿,用左氧氟沙星治疗两周后仍然不能拔掉尿管,经同室病友介绍,入我院进行中医治疗。

初诊(2015 年 2 月 7 日):患者自诉小便不通,并保留尿管,表情痛苦,体态消瘦,伴有眩晕耳鸣,五心烦热,口干欲饮,头发部分脱落,大便干燥,舌质红,少苔,脉细涩。中医诊断为癃闭,证属阴虚血瘀;西医诊断为前列腺增生症。在保留导尿的基础上,治以滋阴利水、化瘀散结。方选猪苓汤合桂枝茯苓丸加减。

处方:茯苓 20g,猪苓 15g,泽泻 15g,阿胶 15g(烊化),滑石 30g,桂枝 10g,牡丹皮 15g,桃仁 20g,乌梅 15g,甘草 10g,当归 15g,黄精 30g。每日 1 剂,水煎 500ml,分 3 次口服。

特殊医嘱:保留导尿管,禁食辛辣刺激之品,戒烟禁酒。

二诊(2015 年 2 月 17 日):患者服上方 10 剂后,全身症状有所减轻,大便通畅,小便引流通畅,感觉有尿液旁流,余无不适,原方续服。

三诊(2015 年 2 月 24 日):上方服用 1 周后,试拔尿管后,小便已能自行排出,但仍感有尿急、尿痛之症。查小便白细胞(++),舌淡红,少苔,脉细涩。上方加败酱草 30g,继服 1 周后,排尿障碍症状消除。

【按语】《黄帝内经》云:"膀胱者,州都之官,津液藏焉,气化则能出矣。"肾为水脏,司二便。小便不通,由膀胱与肾俱热故也。热入膀胱,灼伤津液,影响膀胱气化功能,致使小便排出不畅,甚或癃闭。

本病手术及化疗后,均会损伤体内阴津和正气,阴虚可致气虚,气虚气化无力,加之前列腺增生,压迫膀胱,血脉瘀滞,故出现排便不利以致癃闭。思《伤寒论》22 条云:"若脉浮发热,渴欲饮水,小便不利者,猪苓汤主之。"猪苓汤有利水清热养阴之功,猪苓、茯苓利水渗湿,滑石、泽泻通利小便,阿胶滋养阴液,五药合用,利水不伤阴,滋阴不恋邪,成为清热利水之方;桂枝茯苓丸可祛瘀消癥,取"异病同治"之论治疗前列腺增生症。两方合用,具有滋阴利水、化瘀通络之效;方中组合后,尚有五苓散化气行水之功,以通阳化气,利水通淋。再效仿徐福松老师酸甘化阴以滋补阴液之法,选用乌梅、甘草酸甘化阴,以补真阴不足,又用黄精、当归养血补精,共奏补阴利水、助气化水、养阴通络之效。

医案 16:郁热子痛(急性睾丸炎)案

李某,男,1996 年 8 月 19 日出生,学生,南阳市宛城区人。以"睾丸肿痛 7 天"为主诉求治。

患者平素嗜食辛辣,性情急躁,有胆囊炎病史,又逢暑热之季,7 天前因感冒发热后出现睾丸肿痛,在市区某三级医院诊断为急性睾丸炎,静脉滴注左氧氟沙星 5 天效果不佳,遂转入我院求中医诊治。

初诊(2013年8月11日):患者表情痛苦,症见阴囊肿胀,灼热疼痛,明显下坠,疼痛剧烈时全身出汗,兼见心烦胸闷,口苦,不欲饮食,小便短赤,大便不畅;查体温正常。右侧睾丸较左侧明显肿大,疼痛拒按。舌质红,苔黄腻,脉滑数。中医诊断为子痛,证属肝经郁热,湿热下注。西医诊断为急性睾丸炎。治以疏肝解郁,清热化湿。方用四逆散合龙胆泻肝汤加减。

处方:柴胡15g,白芍20g,枳壳15g,甘草6g,龙胆草15g,黄芩15g,生地黄15g,车前子15g,泽泻15g,当归15g,川楝子15g,蒲公英30g,大黄10g。7剂,每日1剂,水煎500ml,分3次口服。

特殊医嘱:卧床休息,保持良好心态;饮食清淡,禁食辛辣炙煿之品。

二诊(2013年8月18日):患者服上药7剂后,睾丸疼痛坠胀渐好,心烦胸闷、口苦、不欲饮食等自觉症状明显好转,大便通畅,小便清澈,舌质淡红,苔薄黄,脉弦数。气郁得疏,肝热得清,病症好转,继续用上方加减治疗。

处方:柴胡15g,白芍20g,枳壳15g,甘草6g,龙胆草15g,黄芩15g,生地黄15g,延胡索15g,赤芍20g,当归15g,川楝子15g,蒲公英30g,连翘15g。7剂,每日1剂,水煎500ml,分3次口服。

1周后,患者告知病症基本痊愈。

【按语】急性睾丸炎系各种致病因素引起的睾丸炎性病变,为男性生殖系统常见疾病。其典型的临床症状是突然发作的一侧或两侧疼痛。疼痛程度不一,轻者仅有不舒,重者痛如刀割,行动或站立时加重,阴囊红肿灼热,皮肤紧绷光亮,疼痛可沿输精管放射至下腹及腰背部,伴有恶寒发热或寒热往来,食欲缺乏,恶心呕吐、口苦、口渴欲饮、尿短赤、便秘等全身症状。触摸睾丸肿大,质地硬,痛而拒按。

根据其临床特征,睾丸炎属于中医学"子痛"范畴。足厥阴肝经绕阴器,抵少腹,布两胁。凡气滞、血瘀、湿热等病邪影响肝经,使肝气郁结,气机不畅,均可导致睾丸肿胀疼痛。本案患者既为肝经郁热,湿热下注,治宜疏肝解郁、清热化湿。方用四逆散合龙胆泻肝汤加减治疗。柴胡疏肝解郁,白芍柔肝,甘草缓急止痛,枳壳、川楝子行气止痛,龙胆草、黄芩苦寒,清热利湿,生地黄清热凉血,车前子、泽泻利水渗湿,当归养血活血、化瘀止痛,蒲公英清热解毒,大黄苦寒泻下。7剂药用后,湿邪得去,气机得畅,疼痛减轻,复诊中减利水渗湿之品,加连翘清热散结止痛,加延胡索理气止痛。诸药合用,疏肝郁,清湿热,睾丸灼热坠胀疼痛诸证可除。

医案17:癥积癃闭(前列腺增生症)案

毛某,男,1950年6月8日出生,农民,南阳市宛城区人。以"尿频、尿无力、尿不尽两年余,加重并伴排尿不畅1周"为主诉求治。

患者尿频、尿无力、尿不尽反复发作两年余,经常尿湿内裤,每遇受凉或饮酒过量症状加重,多次在其他医院诊断为前列腺增生症,曾用泰拉唑嗪、坦索罗辛等药物治疗,因用药不及时,导致病情时轻时重,迁延不愈,给身体和生活带来诸多不便。1周前因反复饮酒,致小便涩痛不适、排尿不畅,在当地医院应用环丙沙星等药物治疗,疗效不佳,要求中医治疗。

初诊(2012年10月8日):患者神志清醒,精神尚可,小便涩痛不适,排尿不畅,面色黧黑,腹部胀痛,大便干结。舌质暗红,苔薄黄,舌底脉络迂曲紫暗,脉细涩。实验室尿常规检查白细胞(++)、脓细胞(+),前列腺彩超提示前列腺大小4.7cm×3.8cm×3.2cm。中医诊断为癃闭,证属瘀血阻滞。西医诊断为前列腺增生症。治以清热利湿、化瘀散结。方用桂枝茯苓丸加味。

处方:桂枝12g,茯苓20g,赤芍20g,牡丹皮15g,桃仁20g,荔枝核15g,川牛膝15g,川芎15g,生薏苡仁30g,车前子15g,黄柏15g,制穿山甲10g(冲服),败酱草30g。每日1剂,水煎600ml,分3次口服,7剂。

特殊医嘱:保持心情舒畅,禁饮酒及辛辣刺激食物,适当锻炼。

二诊(2012年10月18日):患者服上方7剂后,自觉症状明显减轻,排尿通畅,已不涩痛,腹部疼痛消失,大便溏泄,一日一次。舌质红而不暗,苔薄黄,舌底脉络迂曲紫暗,脉细缓。尿频、尿无力、尿不尽等症状仍然存在。湿瘀阻滞之证已得改善,治以活血化瘀、散结消癥;上方去黄柏、车前子、败酱草,加郁金、黄芪续服。

处方:桂枝12g,茯苓20g,赤芍20g,牡丹皮15g,桃仁20g,荔枝核15g,川牛膝15g,川芎15g,生薏苡仁30g,郁金15g,制穿山甲10g(冲服),黄芪30g。每日1剂,水煎600ml,分3次口服,20剂。

上方服完后复查,尿频、尿无力、尿不尽等症状消失,彩超示前列腺大小正常,化验尿常规正常。

【按语】前列腺增生症是指肥大或增生的前列腺压迫后尿道及膀胱颈部,导致以尿路梗阻或尿潴留为主要临床特征的综合征,是老年男性常见病之一,发病率也在逐年升高。前列腺增生属于中医学的癃闭范畴。主要症状是小便量少,排尿困难,甚则闭塞不通。基本病理变化为膀胱气化功能失调,且与肺、脾、肾、肝、三焦有密切关系。

本案患者在治疗上以化瘀散结、通利水道为主,借用仲景桂枝茯苓丸主治妇人胞中癥块的理念和后世的经验,用桂枝茯苓丸加味治疗,取其异病同治之意。方中桂枝辛温通血脉而消瘀血;桃仁、牡丹皮破血逐瘀,消癥散结;芍药缓急以止痛,合桃仁以化瘀血;茯苓祛痰利湿,消除痰湿阻滞之虞,合上药共奏祛瘀消癥之效;穿山甲善于走窜,性专行散,疏通经络,消散癥结;荔枝核散结消肿,川芎、牛膝活血化瘀,车前子、生薏苡仁利水通淋,黄柏、败酱草清热利湿;二诊加郁金行气化瘀,黄芪补气利水。诸药合用有清热利湿、化瘀散结之效。瘀消结散,膀胱气化正常,则排尿障碍之症消除。

桂枝茯苓丸虽为妇人胞宫癥积之要方,但借其活血化瘀、消积化癥之效,同样可使用于前列腺增生症或前列腺炎中的血行不畅证,且效果优于其他类活血化瘀剂,故广泛应用于前列腺增生症和慢性前列腺炎的治疗中。

四、性功能障碍疾病

医案 1:肝郁阳痿(勃起功能障碍)案

蒋某,男,29 岁,1985 年 6 月 5 日出生,汉族,职工,南阳市卧龙区青华镇人。以"性欲低下,勃起功能障碍近 3 个月"为主诉求治。

患者结婚 5 年,已育有一 3 岁男孩,小孩出生后,因家庭经济紧张,致使夫妻感情紧张,经常吵架。3 个月前因炒股失利,精神顿挫,心情郁闷,感情不舒,而致阳痿。在当地医院泌尿外科诊治 2 周,疗效不佳,又求中医诊治,用补肾阳法治疗 1 个月后,仍无效果,遂到我院求治。

初诊(2014 年 10 月 6 日):患者心情郁闷,精神萎靡,自诉性欲低下,阴茎勃起困难,每遇夫妻交媾,即感压力增大,逢交必软,恶性循环。兼见胸闷不畅,两胁胀痛,时有嗳气,食欲减退,大便时溏,小便尚可。舌质略红,舌根裂纹,苔薄白,脉弦细。中医诊断为阳痿,证属肝郁不疏、肾阴亏虚。西医诊断为勃起功能障碍。治以疏肝解郁、滋阴补肾、调畅气机为法。方选四逆散加味。

处方:醋柴胡 15g,白芍 20g,枳实 15g,甘草 6g,制香附 15g,川芎 15g,合欢皮 15g,白蒺藜 15g,山茱萸 15g,蜈蚣 3g,九香虫 15g,五味子 6g。7 剂,每日 1 剂,水煎 500ml,分 3 次口服。

特殊医嘱:保持心情舒畅,避免精神刺激,戒烟限酒,少食辛辣刺激食物。

服药 7 剂后,自觉病情恢复,又按原方服药半月后,病已痊愈。

【按语】阳痿,现代医学称为勃起功能障碍,是泌尿男科的常见病、多发病,据资料统计,40~70 岁男性中患有不同程度勃起功能障碍的比例高达 52%。现代医学仅能解决部分患者的阴茎勃起功能障碍,患者依从性差,临床长期效果不满意,而中医药在这方面有独到之处。肝为刚脏,性喜条达,主疏泄,包括阴茎勃起和射精功能。《杂病源流犀烛》云:"有失志之人,抑郁伤肝,肝木不能疏泄,亦致阳痿不起。"徐福松教授告知我辈,当今男人多郁证,心理障碍者司空见惯,似与肝气不舒,疏泄功能失常有关,故阳痿从肝论治比从肾论治疗效较好。四逆散疏肝解郁,加香附、合欢皮、白蒺藜加强疏肝解郁、调畅气机之功;五味子、山茱萸调补肝肾之阴;川芎行气化瘀,蜈蚣、九香虫活血化瘀,有助于勃起功能的恢复。四逆散为仲景经方,临床若对症,则疗效满意。笔者灵活变通,以此为主方,加减应用于多种男科疾病,证属肝郁不舒者。因法切病机,方中肯綮,故每获良效。男科疾病多为隐疾,患者多隐约其言,所以在药物治疗的同时,嘱其调摄精神,畅其情志,加强锻炼,对一些难言之隐进行必要的引导和心理治疗,是非常重要的。

医案 2:精道瘀阻精闭案

刘某,男,1971 年 5 月 3 日出生,汉族,农民,南阳市方城县人。以"夫妻同房不射精 3 年余"为主诉求治。

患者结婚 8 年,平素体健,婚后夫妻感情一般,已有一女 7 岁。3 年前独自到东北打工,天寒地冻,户外作业较多,随之出现阴囊发凉、少腹胀痛等症状,致夫妻团聚即感觉射精无能,双方并无在意,延续 2~3 年。一年前与家人商量,欲再要一小孩,双方竭尽全力,但 1 年来并无收获。到我院诊治不育症时,追问病史,方知精道不通已有 3 年。

初诊(2013 年 11 月 9 日):自诉性欲正常,勃起坚挺,性交不射精;夫妻感情一般。体检男性体征:阴茎长度正常,双侧睾丸体积 19ml 左右,附睾、精索、输精管均可扪及,无精索静脉曲张;性激素检测均在正常范围;超声提示前列腺、精囊腺正常,左侧附睾囊肿;伴见阴囊发凉、少腹胀痛等症状,无腰酸,二便调,夜寐安,舌质淡暗,苔薄白,脉沉细。西医诊断为不射精。中医诊断为精闭,证属寒凝血瘀。治以散寒活血、疏通精道。方选少腹逐瘀汤加减。

处方:当归20g,赤芍20g,川芎15g,桃仁20g,牡丹皮10g,制穿山甲10g(冲服),皂角刺30g,干姜10g,桂枝10g,小茴香15g,延胡索15g,灵脂15g,生蒲黄10g,没药15g,茯苓20g。7剂,每日1剂,水煎500ml,分3次口服。

特殊医嘱:保持良好心态,避免着风受凉,禁食肥腻不消化食品。

二诊(2013年11月16日):患者服上方第六天期间,同房性生活时,突感精道疏通,精液大量宣泄,一解3年之精液闭阻,顿觉心花怒放。药已对症,继续调治。

处方:当归20g,赤芍20g,川芎15g,桃仁20g,牡丹皮10g,制穿山甲10g(冲服),皂角刺30g,干姜10g,桂枝10g,小茴香15g,通草10g,红花15g,地龙20g,王不留行20g,茯苓20g。14剂,每日1剂,水煎500ml,分3次口服。

又服上方2周,电话随访,共有3次性交,均射精正常。后嘱其保持良好心态,择机受孕。

【按语】不射精又称射精不能、射精障碍,是指性交时阴茎能正常勃起,但无性高潮和精液射出。此病在男子性功能障碍中并不少见,是造成男子不育症的原因之一。

《诸病源候论》中即有"精不能射出,但聚于阴头,亦无子",《备急千金要方》有"能交接,而不施泄",《医贯》有"久战而尚不泄"等记载,多指此类病症。现代中医多称"精瘀""精闭"。本病发病以男子性功能旺盛期的青壮年多见,也有一些特殊的精神创伤人群。

本案患者属寒凝血瘀,当用散寒活血、疏通精道法治之,方选少腹逐瘀汤加减,其中当归、赤芍养血活血,川芎、桃仁、牡丹皮、延胡索、灵脂、生蒲黄、没药活血化瘀,制穿山甲、皂角刺软坚散结,攻克积滞,干姜、桂枝、小茴香温阳散寒,茯苓健脾利湿,以固正气。二诊中通草、红花、地龙、王不留行均达活血通络之效。综观全方,实为少腹逐瘀汤与桂枝茯苓丸合而用之,配伍巧妙,用药精当,共奏温经通络、活血化瘀、攻坚通积之效。药证相符,收效显著。

医案3:湿热瘀阻阳痿(勃起功能障碍)案

张某,男,1983年9月11日出生,汉族,职工,南阳市西峡县人。以"阳痿1年"为主诉求治。

患者3年前因夫妻不和而离异,2年后再婚,始发现阳痿。检查未见器质性病变,曾多方求治,多服用温补肾阳、填补肾精之品,均无满意疗效,遂到我处求治。

初诊(2015年1月12日):患者主诉再婚后阳痿1年,检查未见器质性病变,伴有情绪低落,烦躁易怒。常感胁痛口苦,小腹时胀痛不适,阴囊潮湿气臭,小便色黄。舌质红,苔黄腻,脉沉弦。中医辨病为阳痿,辨证属肝胆湿热下注,瘀阻肾气。西医诊断为勃起功能障碍。治以清肝胆湿热、活血化瘀。方选当归贝母苦参汤合龙胆泻肝汤加减。

处方:当归15g,川贝母15g,苦参15g,龙胆草10g,川牛膝15g,赤芍15g,白芍20g,合欢皮15g,甘草6g,蜈蚣3g,九香虫15g,车前子15g(包煎),泽泻15g。每日1剂,水煎500ml,分3次口服。

特殊医嘱:保持良好心态,避免精神刺激,增进夫妻感情,禁食辛辣刺激食物和烟酒。

服上方5剂后,脉证均见好转,阴茎偶能勃起,但举而不坚,仍不能同房,药已中病,守方减苦参、龙胆草量至6g,又进10剂,诸证皆平,性生活完全恢复正常。

【按语】本案患者发病与情绪有密切关系,盖肝主藏血,性喜条达,"肝者,筋之舍也,筋者聚于阴器",肝经与阴器关系甚为密切,患者临床表现为湿热之证,《类证治裁》云:"亦有湿热下注,宗筋弛纵而致阳痿者。"故治疗阳痿,应辨明因果关系,审症求因,据因施治为是,不可拘于"肾虚"一说。肝疏泄失职,郁而不达,肝郁日久,气病及血,脉络阻滞,阳道凝郁,宗筋失养,更兼湿热下注,阻遏肾气,遂致宗筋弛纵,不能做强,此本案之病因病机。故用当归贝母苦参丸合龙胆泻胆汤加减。龙胆草助贝母、苦参清热除湿;用牛膝、赤芍、白芍助当归活血养血、益肝荣筋;合欢皮解郁安神,调畅情志;蜈蚣、九香虫辛温通络,络通血充,使肾气得以通达,阳道兴旺,可振兴纵筋而起痿;车前子、泽泻利湿泻热;甘草调和诸药。全方共奏清热利湿、活血养血通络之效,故能愈病。

医案4:痰火内盛强中(性欲亢进症)案

王某,男,1975年3月9日出生,汉族,农民,南阳市淅川县人。以"性欲过旺2年余"为主诉求治。

患者有精神分裂症和高血压病史,有嗜酒和手淫习惯,2年前开始出现性欲亢进,夫妻出现矛盾,多方求医,曾服地西泮、氯丙嗪等镇静药均无效,故到我院求治。

初诊(2015年4月9日):患者自诉性欲过旺2年余。伴头痛目赤,口黏口苦,急躁易怒,心烦不寐,胸腹满闷,大便秘结,三日一行,小便短赤,舌红绛,苔黄腻,脉滑数。常规检查结果均正常。中医诊断为强中,证属痰火亢盛,相火妄动。西医诊断为性欲亢进症。治以清热化痰,清泄相火;选方黄连温胆汤合大承气汤加减。

处方:龙骨30g,珍珠母30g,黄连10g,生大黄15g(后下),枳实15g,厚朴15g,泽泻30g,胆南星10g,芒硝30g(后下),清半夏15g,茯苓15g,陈皮15g,竹茹10g,甘草6g。5剂,每日1剂,水煎500ml,分3次口服。

特殊医嘱:保持正常心态,树立正确人生观;减少性刺激,多参加一些集体活动,以分散注意力;禁食助阳药物及食物,如鹿茸、男宝、羊肉、韭菜、烟酒等。

上方服5剂后症状明显好转,继服7剂痊愈。

【按语】性欲亢进又称神经兴奋,是指性欲过度旺盛,性兴奋过于强烈,相当于中医的"强中""阳强不倒"。现代医学认为,性欲亢进的机制是中枢性兴奋过程增强,多从精神因素和器质性病变考虑,与内分泌失调、甲状腺功能亢进、精神病及药物刺激相关。中医认为,本病总属心肝肾三经为病。心为君火,肾为相火,肝主疏泄。肝郁化火,君火妄动,相火相随,两火相加,阳亢至极,至性欲亢进;痰湿内蕴,心神被蒙,痰郁化热,神明被扰,君火妄动,欲念难平。

黄连温胆汤清热化痰,大承气汤通腑泻实,方中珍珠母、龙骨甘咸,质重性烈,下行甚速,能镇心安神,平肝镇惊;黄连气味俱厚,味苦性寒,能清郁热、泻湿热、降心火;大黄大苦大寒,气味重浊,直降下行,走而不守,攻下积滞,泄热通便,能清心火、导热下行、泻肝火、凉血清热,通胃府、泻火解毒;泽泻甘淡性寒,甘淡渗湿,能渗湿热、利小便。胆南星清热化痰;二陈汤祛湿化痰,竹茹清热除烦;枳实、厚朴下气除满,芒硝助大黄泻热通便。诸药合用,共奏清泄相火、清热化痰、通泻腑实之功。痰火得清,相火安宁,欲念自平。

医案5:阴虚火旺强中(阴茎异常勃起)案

宗某,男,1970年9月7日出生,汉族,农民,南阳市社旗县人。以"阴茎异常勃起3年"为主诉求治。

患者结婚20余载,已有一子一女,夫妻感情正常,平素房事不节,性欲旺盛,3年前出现阴茎异常勃起,射精时间较短,用安定、己烯雌酚及中药诊治,疗效不佳,遂求余诊治。

初诊(2015年2月16日):主诉3年来无任何原因,每到凌晨,在沉睡中阴茎开始勃起,并有胀痛症状,性生活时常早泄,若无性生活,勃起将持续1小时左右,然后身体出现疲倦。就诊时伴见两颧潮红,骨蒸潮热,精神疲倦,咽干口燥,心烦易怒,舌质红,舌苔少,脉细数。中医诊断为强中,证属肾阴不足,阴虚火旺。西医诊断为阴茎异常勃起。治以滋阴降火,方选知柏地黄丸合大补阴丸加减。

处方:知母15g,黄柏15g,生地黄30g,牡丹皮15g,茯苓20g,泽泻15g,赤芍20g,山茱萸15g,山药20g,川牛膝15g,龟板15g(先煎),生龙骨30g,生牡蛎30g。5剂,每日1剂,水煎500ml,分3次口服。

特殊医嘱:戒烟酒,禁食辛辣刺激之品,保持良好心态。

二诊(2015年2月20日):服上方5剂后,晨勃次数和硬度均有减轻,但每周仍有2~3次,全身症状好转,夜间出现心烦失眠症状。上方加黄连10g、肉桂3g,7剂,每日1剂,水煎500ml,分3次口服。

上方服用2月余,晨勃消失,全身症状稳定,性生活正常,遂告痊愈。

【按语】阴茎异常勃起属于男科急症范畴,祖国医学认为本病的发生机制不外虚实两端。虚证多因恣情纵欲,阴精亏损,肾水不能制阳,虚阳上亢而妄动;实证多因肝郁化火,相火炽盛而致性欲亢盛。

本案患者平素纵欲过度,房事不节,耗阴伤精,肾水亏损,阴虚火旺,肾水不能制阳,君火动越于上,欲火内炽,而致性欲亢进。故方取知柏地黄丸合大补阴丸化裁,生地黄、知母、龟板滋补肾阴,潜阳降火;山茱萸滋肾养肝,山药滋肾补脾,三阴并补;黄柏泻相火以坚阴;牡丹皮、泽泻清热降火;生龙骨、生牡蛎软通络以散坚挺之实;牛膝引三焦之火下行,折起阳亢;赤芍活血通络;茯苓健脾利湿。随诊黄连、肉桂交通心肾以治失眠,肉桂小量还可引火归元。诸药配伍,共奏滋阴降火、育阴潜阳、软坚散结、培本清源之功。

医案6:血瘀阳痿(勃起功能障碍)案

李某,男,1976年1月12日出生,汉族,农民工,南阳市社旗县人。以"性欲减退3年"为主诉求治。

患者平素体健,25岁结婚,性功能正常。3年前施工时从一层楼高处坠下,致腰椎压缩性骨折,经卧木板床、口服伤药等3个月腰痛缓解。但阳事不举,或举而微弱、难以行房,腰痛阴雨天加重。始从活血化瘀法治疗2个月,未见动静,遂到我处求治。

初诊(2015年1月6日):患者自诉施工时从高楼坠下致腰椎压缩性骨折。患者表情痛苦,面色少华,神疲乏力,自诉性欲减退,或举而痿弱不能行房,伴有小腹轻微坠胀,容易感冒,两下肢发麻,大便干结,两日一行,小便淡黄,排尿欠畅,口干。舌质紫,边有瘀点,苔薄白,脉细弱。中医诊断为阳痿,证属气虚血瘀。西医诊断为勃起功能障碍。治以补气化瘀。方用补阳还五汤加味。

处方:生黄芪40g,当归15g,川芎10g,赤芍15g,白芍15g,桃仁20g,红花10g,川牛膝15g,蜈蚣3g,水蛭15g,小茴香10g,乌药10g,全瓜蒌20g。每日1剂,水煎500ml,分3次口服。

特殊医嘱:保持心情舒畅,避免精神刺激。

服上方1个月后勃起功能有起色,连续服药3个月后诸证痊愈。

【按语】阳痿之因于血瘀者,狭义指有形之积血瘀滞、不能流通之意,所谓"血积于中之病也"。广义指血流缓慢或血流阻滞,影响脏腑组织发挥正常功能。张仲景称"内积为瘀血",王恩堂称"污秽之血为瘀血",唐荣川称"离经之血为瘀血",叶天士称"久病入络为瘀血"。各种类型的阳痿均可见血瘀之证,而以血管性阳痿为最多。中医对于创伤性阳痿论述不多,清代韩善征《阳痿论》称:"人有坠堕,恶血留内,腹中满胀,不得前后,先饮利药。盖跌仆则血妄行,每有瘀滞精窍,真阳之气难达阴茎,势遂不举。"治痿之法,多从活血化瘀着眼,但一般难以见效。此病根据"久病多虚""久病多瘀""气为血帅,气行血行"的理论,易用主治卒中后遗症的补阳还五汤加味施治,每能中的。方中黄芪大补元气以起痿为君,当归、赤芍、红花、川芎、桃仁活血化瘀为臣,水蛭、蜈蚣通经活络,与黄芪配合力专而性走,以运行全身为佐。又阳痿久治不愈,其气必滞,气机怫郁,血流更涩,复加乌药、小茴香入少腹,走精道,行气温肾,气行血行,直达病所而为使。补气活血,一治半身不遂,一治阳痿不举,病症迥异,而理法一致,此消补兼施,异病同治也。因两病同中有异,故加理气引经之品,扩充以治,故能力起沉痿。

医案7:阳气不振阳痿(勃起功能障碍)案

刘某,男,40岁,单位职工,南阳邓州人。以"性功能障碍3年"为主诉求治。

患者25岁结婚,已育两子,性格内向,夫妻感情一般,3年前无明显原因出现性欲淡漠,性功能障碍。久之,严重影响夫妻感情和生活,甚者1个月也不发生一次性生活。每遇性生活时,既感莫大压力,唯恐质量太差,越恐越差。刚开始碍于羞涩,未予治疗。延至两年后,始方求治,经多家医院检查,无前列腺炎征兆,西医多以调节神经为主,中医多以温补肾阳为主。最长连续服中药3个月,未有疗效,遂求治于我。

初诊(2011年9月13日):患者自诉性欲淡漠、性功能质量差3年有余。观其体态一般，表情抑郁，面色㿠白；未有头晕、腰酸、耳鸣、遗精、短气、乏力之症，饮食、大便正常，小便清长，无尿频、尿急、尿痛等排尿障碍症状，时有胁胀、嗳气、睾丸胀痛发凉之象。体检生殖器官发育正常，无异常分泌物及其他表现。察其舌质淡红稍暗，苔薄白，脉沉细而弦。诊为阳痿，证属阳气不振，肝气郁结。此为阳气不振、升举无力，肝气郁结、宗筋弛纵所致，法当升举阳气、疏解肝郁。主方为麻黄附子细辛汤合四逆散加减治之。

处方：生麻黄 6g，制附片 15g（先煎 30 分钟），细辛 6g，淫羊藿 20g，巴戟天 20g，柴胡 15g，白芍 15g，枳实 15g，甘草 6g，川牛膝 15g，蜈蚣 4g，川芎 15g，生姜 10g、大枣 6 枚为引。7 剂，每日 1 剂，水煎 500 毫升，分 3 次口服。

并嘱其减轻压力，树立信心，配合药物治疗，定能恢复正常。

二诊（2011 年 9 月 20 日）：服上方 7 剂后，性功能明显增强，硬度和持续时间有所改观，为近 3 年所未有，胁满、嗳气症状减轻，患者心情高兴，信心大增，但性欲和质量与旺盛时期尚显不足。观舌质由淡暗转为干红，舌苔、脉象未有特殊。此乃阳郁得举，肝郁得疏，药证相符，效不更方，继续治疗。

处方：生麻黄 6g，制附片 10g（先煎 30 分钟），细辛 6g，淫羊藿 15g，巴戟天 15g，柴胡 15g，白芍 15g，枳实 15g，甘草 g，川牛膝 15g，蜈蚣 4g，川芎 15g，白术 15g，生姜 10g、大枣 6 枚为引。7 剂，每日 1 剂，水煎 500 毫升，分 3 次口服。

三诊仍按此方 7 剂巩固治疗后，患者未再续诊。后电话随访得知性欲和性功能均恢复正常，夫妻感情和睦。

【按语】对于阳痿，不少医家多从补肾壮阳论治，方药以右归丸、赞育丹为主，这也符合真阳衰微、宗筋无以做强之理。本案患者为中年男子，虽患阳痿 3 年之久，但少有头晕、腰酸、耳鸣、遗精、短气、乏力之肾阳虚衰证，且用温肾补阳药疗效欠佳，故应跳出"肾虚阳痿"的圈子。但阳痿毕竟有禀赋不足、劳伤久病或七情失调之因素，导致肝、脾、肾受损，经络空虚或经络失畅，宗筋失养，以肾阳不助宗筋，宗筋无以做强为主。本案患者年龄属中年，不到肾虚之域，且无肾阳虚衰之症，故以肾阳郁滞为之；又阳痿之病位在宗筋，肝主筋，足厥阴肝经绕阴器而行。当今社会生活节奏快，社会竞争激烈，工作压力大，致使精神紧张，情志内伤、肝气郁结引起的阳痿日渐增多。况阳痿日久之人，行房之时，内有压力，心存忧虑，必致肝气不疏、经络失畅而导致宗筋不用，也可加重病情，即所谓"因郁致痿"。故以麻黄附子细辛汤合四逆散加减升举阳气、疏解肝郁，而获成效。方中麻黄、细辛辛温，升举阳气；制附子温肾助阳，合之可使郁滞之阳气得以升举；柴胡、枳实、白芍、甘草为疏肝解郁之基础。淫羊藿、巴戟天温肾助阳，以助疗效；牛膝、蜈蚣、川芎入肝肾，可助解郁之力。二诊用白术取其补脾之功，生姜、大枣调和诸药，以助药效。药证相符，故收效显著。

医案8：阴虚火旺早泄（射精过早症）案

王某，男，1984年5月21日出生，已婚，私企老板，南阳市南召县人。以"早泄2年"为主诉求治。

患者交际广泛，嗜爱烟酒，经营一网吧，经常熬夜加班，两年前患上急性前列腺炎，出现小便灼热、余沥不尽、早泄等症状。在当地医院用阿奇霉素、环丙沙星等药物治疗后，时轻时重，特别是射精过早，甚或入门即泄，给患者造成一定的困扰，严重影响了夫妻的感情。经别人介绍，到我处就诊。

初诊（2013年10月16日）：患者精神一般，自诉射精过早，入门即泄，伴有泄后汗出，五心烦热，小便灼热，余沥不尽，舌质紫暗，苔少无津，脉细数。直肠指检前列腺大小如常，质稍硬，轻压痛。前列腺常规：卵磷脂小体，红细胞少许，脓细胞（＋），pH 7.6。中医诊断为早泄，证属阴虚火旺、瘀毒内蕴。西医诊断为射精过早症。治以滋阴降火、扶正化毒。方用知柏地黄汤加味。

处方：知母15g，黄柏15g，生地黄20g，山药20g，山茱萸15g，茯苓15g，泽泻15g，牡丹皮15g，虎杖30g，蒲公英30g，赤芍20g，甘草6g，乌梅15g，煅龙骨30g，煅牡蛎30g。7剂，每日1剂，水煎500ml，分3次口服。

特殊医嘱：注意休息，心情舒畅，饮食清淡，戒烟限酒，减少性交次数。

二诊（2013年10月23日）：上药口服1周后，小便转清，全身其他症状减轻。药已对症，效不更方。用上方继服2周后，电话告诉其早泄已经痊愈。

【按语】性交过程中过早射精即为早泄，是中西医通用病名。早泄常与阳痿相提并论。既是男子性功能障碍中最常见的一个症状，又是对正常性功能误解最多的一个问题。

中医认为，早泄的发生与心、肝、肾关系密切。由肝肾损伤，阴虚火旺，情志不遂，郁怒伤肝，忧愁思虑，伤及心脾，或肝经湿热下注，导致肾脏封藏不固所致。朱丹溪曰："主闭藏者，肾也，司疏泄者，肝也，两者皆有相火，而其系上属于心。"房事不节，恣情纵欲，耗伤阴精，阴虚火旺，相火妄动，精室受灼，精关易开，而成早泄；情志郁结，肝郁化火，下迫精室；外感湿热或过食肥甘厚味，或脾胃运化失常，湿热内生，下注肝经，肝络阴器，扰及精关；素体亏虚，年老体衰，或久病房劳，肾气亏虚，封藏失职，精关约束无权，精液封藏失职。肾主藏精，心主神明，肝主疏泄，三脏共司精关之开合，与精液的闭藏和施泄密切相关。本案患者经常加班熬夜，暗耗阴精，阴虚火旺，相火妄动，加之嗜爱烟酒，病程较久，瘀毒恋于精室，精室受灼，精关易开，而成早泄。本案患者用滋阴降火、扶正化毒法进行治疗，选用知柏地黄汤加味，方中知母、生地黄、黄柏滋阴降火；山药、山茱萸补益肾阴；茯苓、泽泻淡渗利湿以泻火；牡丹皮、赤芍清热凉血、活血化瘀；虎杖、蒲公英解毒化瘀；乌梅、甘草酸甘化阴；煅龙骨、煅牡蛎收敛固涩。诸药合用，滋阴降火、解毒固涩，可适用于阴虚火旺、精失敛固之失精早泄证。

医案9：气阴两虚阳痿（勃起功能障碍）案

王某，男，1980年11月5日出生，农民，汉族，南阳市镇平县人。以"性功能障碍2年"为主诉求治。

患者既往2型糖尿病病史3年，经常服用二甲双胍、注射胰岛素等降糖药物。因未按规范进行降糖治疗，血糖控制效果不好，加之经常熬夜，出现阳痿，夫妻关系紧张，身体逐渐消瘦，遂到我处就诊。

初诊（2015年7月21日）：患者形体消瘦，精神倦怠，面色萎黄，疲乏无力，性欲淡漠，阳痿不举，同时伴有腰腿酸软，短气虚汗，口干舌燥，舌淡白，少苔，脉沉细。中医诊断为阳痿，证属气阴两虚。西医诊断为勃起功能障碍。治以补气养阴、润经启痿；方用四君子汤合脉门冬汤加减。

处方：太子参30g，五味子15g，麦冬30g，茯苓15g，玉竹20g，石斛15g，丹参30g，生地黄30g，黄芪30g，乌梅15g，龟板30g，山药20g，葛根15g，炒白术15g。每日1剂，水煎500ml，分3次口服。

特殊医嘱：禁烟限酒，禁食辛辣刺激及炙煿之品。

二诊（2015年8月7日）：上方进服14剂，气阴症状好转，身体渐感有力舒服，面色渐转红润，性欲有增，但仍疲乏无力，再以上方进行加减继续服用。

处方：太子参30g，五味子15g，麦冬30g，菟丝子15g，石斛15g，丹参30g，熟地黄20g，黄芪30g，鳖甲30g，龟板30g，山药20g，葛根15g，续断20g。每日1剂，水煎500ml，分3次口服。

1个月后，诸症悉愈，性功能基本恢复正常。

【按语】糖尿病病程较长，渐至人体气阴两伤。糖尿病病理基础为肾阴亏虚，加之暑天伤气耗津，形成气阴两虚证。阴虚精亏，阳无以附，气无以根，气虚动力不足，启阳无力，此阴虚气虚致痿之理。

阳痿以肾虚为多，但如不加辨证，盲目壮阳，往往适得其反。清代韩善征早就说过:"由于阳虚者少,由于阴虚者多""真阳伤者固有,而真阴伤者实多,何得谓阳痿是真火衰乎?"。徐福松老师提出的"禾苗学说"为滋阴法治疗阳痿开辟了一条新的途径。糖尿病患者的阳痿不仅责之阴虚,往往气阴两伤。既为气阴两虚,必当补气养阴。方中太子参、白术、山药、黄芪补气健脾;生地黄、石斛、葛根、鳖甲、龟板滋阴以润痿;续断补肾壮腰;茯苓、五味子养心安神。气阴双补,既有根基,又有动力,此痿可愈。

医案10:阴虚血瘀阳痿(糖尿病性勃起功能障碍)案

尹某,男,1962年9月3日出生,个体企业老板,南阳市卧龙区人。以"性功能障碍半年余"为主诉求治。

患者患糖尿病10余年,血糖指标最高时15.3mmol/L,经常服用二甲双胍等降糖药物,尽管如此,血糖还经常超过正常值。患者身为私企老板,劳欲频繁,劳心过度,暗耗肾精;因工作性质所为,常食膏粱厚味,辛辣炙煿,处于"阴亏"的生活方式中。半年前性功能出现障碍,阳事不举,举而不坚,遂成阳痿。期间多服温肾壮阳之品,非但无效,反却加重,求余诊治。

初诊(2014年5月6日):患者主诉性功能障碍,阳事不举,举而不坚,甚者痿软无力,不能行房,心情郁闷,精神疲惫,伴有午后潮热,口干喜饮,腰膝酸软,头晕耳鸣,舌质红偏紫,苔少,脉细数。实验室检查血糖8.1mmol/L(一直在用西药),血脂、肝功能、肾功能正常。中医诊断为阳痿,证属阴虚火旺、血脉瘀滞。西医诊断为糖尿病性勃起功能障碍。用滋阴降火、活血化瘀法治疗。

处方:生地黄20g,熟地黄15g,鳖甲20g(先煎),生牡蛎30g,葛根30g,石斛20g,菟丝子15g,枸杞子15g,丹参30g,蜈蚣3g,川牛膝15g,五味子10g,茯神15g。7剂,每日1剂,水煎500ml,分3次口服。

特殊医嘱:禁烟酒、辛辣炙煿及膏粱厚味,坚持锻炼身体,保持良好心态,继续控制血糖。

二诊(2014年5月13日):患者服上方7剂后,性功能障碍有所改善,性交时间可增加到3分钟以上,且有一定硬度,潮热消退,精神转佳,腰膝酸软、头晕耳鸣等症状减轻,唯觉胃满泛酸,余无异常。药已对症,滋腻伤胃,继以上方为基础稍作加减。

处方:熟地黄15g,鳖甲20g(先煎),生牡蛎30g,葛根30g,石斛20g,菟丝子15g,枸杞子15g,丹参30g,蜈蚣3g,川牛膝15g,五味子10g,茯神15g,炒扁豆30。7剂,每日1剂,水煎500ml,分3次口服。

又进服 7 剂后,电话告知,性功能障碍已恢复正常,性交时间可增加到 10 分钟以上,全身症状大为好转。随告知饮食及生活中的注意事项,并嘱其节制劳欲,免耗肾精。

【按语】中医认为,男性生殖器官勃起与五脏密切相关。肾主藏精,司作强,出技巧,主阴器之功能;肝主疏泄,司阴器之活动;肺朝百脉,以养外肾;脾主运化摄纳,以养先天。五脏功能正常,勃起功能才得以行;若五脏功能失调,气血经络失和,则出现阳痿。

本案患者患糖尿病 10 余年,为素体阴虚体质,证属阴虚火旺、血脉瘀滞,用滋阴降火、活血化瘀法进行治疗,方选生地黄、熟地黄、鳖甲、石斛、葛根、丹参等药物。生地黄、熟地黄、鳖甲、生牡蛎滋阴降火;前阴者,宗筋之所聚也,阳具之勃兴,还须阳明津气为之养荣,治阳痿当鼓舞阳明津气。故《黄帝内经》又有"阳明主宗筋"及"治痿独取阳明"之说。葛根、石斛气平味甘,能滋养阳明津液,既有治痿独取阳明之功,又可滋润"禾苗"、阴阳互助,使阳得阴助而生化无穷;菟丝子、枸杞子为补肾温阳之品,在滋阴降火药中起阴阳互助之效;丹参、蜈蚣、川牛膝活血化瘀;五味子、茯神宁心安神,交通心肾。如此阴助阳以兴,阳得阴而举,阳痿之症可愈。诚如张景岳说:"善补阳者,必于阴中求阳,则阳得阴助而生化无穷;善补阴者,必于阳中求阴,则阴得阳升而泉源不竭。"药证相符,配伍精妙,对阴虚血瘀阳痿收到了较好的效果。

第三章　医话心得

一、经典心悟

（一）"十枣汤"的服药时间

中医的给药时间要顺应人体阴阳消长规律、脏腑功能节奏、病理演变趋势，择时给药。《黄帝内经》提出了"相对论治"之说，"人与天地相参也，与日月相应也""顺天之时，而病可与期。顺者为工，逆者为粗""月生无泻，月满为补，月郭空无治，是谓得时而调之"。

《伤寒论》中论及按时间服用药物的内容非常丰富，是中医临床药学的始祖。例如十枣汤："芫花、甘遂、大戟各等份。上三味，捣筛，以水一升五合，先熬肥大枣十枚，取八合，去渣，内药末，强人服一钱，羸人服半钱，平旦温服之，不下者，明日更服加半钱，得快之后，糜粥自养。"

十枣汤是治疗"悬饮"的代表方剂，除煎熬方法详加说明外，在服用方法上，采用和强调"平旦温服"，耐人深究：其一，平旦为天亮之时。此时人体为空腹，还未进饮食，此时服用汤药有利于药物的迅速吸收，提高临床疗效。此时服用十枣汤，其逐水作用得以增强。其二，悬饮是水饮停聚于肺脏之外、胸之上、胁之下所致之病证。《金匮要略》指出"饮后水流在胁下，咳吐引痛，为之悬饮"，按中医脏象解剖位置，此处是肝、胆经络循行部位，故悬饮证多出现肝胆经络郁阻不畅之胁肋胀痛症状。平旦前后，正值厥阴和少阳二经经气旺盛之时。《伤寒论》曰"少阳病，欲解时，从寅至辰上""厥阴病，欲解时，从丑至卯上"，可知二经经气旺于"平旦"前后。此时服十枣汤，其药力(药物的有效成分)随经脉之气达于病所，在旺盛的经脉之气作用下，能够充分发挥攻逐水饮的作用。其三，痰饮的治疗以温化为原则，《金匮要略·痰饮咳嗽病脉证并治》篇提出"病痰饮者，当以温药和之"，水饮之邪，得温则行，得寒则凝，十枣汤之温服，既可促使部分水饮在体内被吸收和转输，也不因药液凉服后，与已停之水饮凝结不散而加重病情。其四，饮为阴邪，多为阳气亏虚、水湿不运而成，要使水饮在体内吸收、转输和排泄出体外，都要在阳气恢复渐盛的情况下才有可能。平旦为阳气转盛、阴气衰落之时，在此时服十枣汤，可借盛阳之气协同汤药之功效，促使停聚的水饮一泻而下。王好古在《阳证略论·阴阳寒热各从类生服药图象》中指出"昼服则阳药成功多于阴药，夜服则阴药成功多于阳药"，即为此意。

人体对药物的反应因时间而异，药物对人体及其疾病的作用存在着时间效应，而这种时间效应可以通过临床医师和临床药师的处方、医嘱进行表述和调控。重视人体的生物时间效应，有利于药物的归经和靶向作用以及疾病的转归。

临床上"渗出性胸膜炎""心力衰竭"等出现呼吸困难、咳逆气喘、不能平卧、脉沉弦、形体壮实等症状多属于饮停胸胁实证者，在应用"十枣汤"时，主张晨起温服，中病即止，会起到较好的效果。

（二）辨病和辨证的心得

传统观念认为，西医辨病不辨证，中医只辨证不辨病。但若说中医不辨病，那是不准确的。因为中医的辨证，主要就是在辨病的基础上提出来的。《金匮要略》便是根据"辨太阳病脉证并治""辨阳明病脉证并治""辨少阳病脉证并治"等对疾病进行"病脉证治"的。

辨证就是要辨识某一疾病的证候，辨证的目的在于认识疾病，治疗疾病。所辨的证，就是某一具体疾病的证候，而不是其他的证，说明中医并不是只辨证而不辨病的。

1. 从症辨证

痢疾，无论中医或西医都认为是一个独立的疾病，一般根据腹泻、黏液血便、里急后重、腹痛等症状即可得以诊断。西医是根据细菌学及血清学的检查来确诊;中医则根据粪便、腹痛及兼证来指导治疗。对粪便的观察,主要分为赤、白两类。白痢为气分受邪,初起即里急后重者,湿热凝滞也;色如豆汁者,脾经湿盛也;如鱼脑、鼻涕、冻胶者,脾虚冷痢也;白脓虚坐努责而后出者,气与热结也;如屋漏水、尘腐色者,元气惫甚也。赤痢为血分受邪,血色鲜浓紫厚者,热邪盛也;纯下清血者而脉弦者,风邪盛也;血色紫暗、服凉药而益甚者,寒温兼证也;血色稀淡,或如玛瑙色者,阳虚不能制也。腹痛的辨析:如拒按喜冷,必有热有积,喜温喜按,多为寒为虚。兼发热者,非挟表邪,即为里证;又有虚实之分,阴伤而发热者,虚也,热毒熏蒸者,实也。再结合患者之体质、脉搏之盛衰、舌苔之厚薄等,其为寒为热、属虚属实的证候,便分辨清楚了。这就是在明确疾病的基础上所进行的辨证,也只有正确的辨证,才能体现中医药治疗杂病的良好效果。

2. 从症辨病

头痛,是一个症状,它可以出现在外感内伤的许多疾病中,从头痛的部位、性质、脉症来辨别所属的疾病。

头痛的部位。两额角或后项痛属太阳病;两侧耳前发际痛属少阳病;前额间痛甚连目齿属阳明病;颠顶痛属厥阴病。

头痛的程度。卒痛而如破如裂无有休止为外感病;来势缓而时作时止为内伤病。

头痛的脉症。痛而恶风寒,脉浮紧,邪伤太阳经也;痛而往来寒热,脉弦细,邪伤少阳也;痛而自汗发热,不恶寒,脉浮长实,邪在阳明也;痛而体重,脉沉缓,太阴寒湿也;痛而足寒气逆,脉沉细,寒伤少阴也。

3. 从病辨证

伤寒论有太阳、少阳、阳明、太阴、厥阴、少阴六病之分,每一病均有相对固定的病机。太阳病主要病机为太阳受邪,营卫失和,卫外失职,正邪交争于表。若卫阳被遏,营阴郁滞,称为表实证,即麻黄汤证;若卫阳不固,营阴外泄,称为表虚证,即桂枝汤证。阳明病主要病机为"胃家实",有两个类型:一为无形热邪充斥于胃,称为阳明病热证,即白虎汤证;二为燥屎充斥于肠,称为阳明病实证,即承气汤证。少阳病主要病机为邪居少阳,正邪分争,正盛则邪退,邪盛则病进,主方为小柴胡汤。太阴病主要病机为脾胃阳虚,寒湿内盛,升降失常,主方为四逆汤或理中汤。少阴病主要病机为心肾虚衰,水火不济,出现寒化证和热化证,寒化证主方为四逆汤;热化证主方为黄连阿胶汤。厥阴病主要病机为阴阳气不相顺接,可分为阳气不足和阳气被遏两大类。

4.从病辨症

"太阳之为病,脉浮,头项强痛而恶寒","太阳病,发热,汗出,恶风,脉缓者,名为中风","太阳病,或已发热,或未发热,必恶寒,体痛,呕逆,脉阴阳俱紧者,名为伤寒"。从上述条文可知,太阳病的主症为:脉浮,头项强痛,恶寒;太阳中风的主症为:发热,汗出,恶风,脉浮缓;太阳伤寒的主症为:恶寒,头痛,体痛,发热或发热,呕逆。

"阳明之为病,胃家实是也","问曰,阳明病外证云何? 答曰,身热,汗自出,不恶寒,反恶热也","伤寒若吐若下后不解,不大便五六日,上至十余日,日晡所发潮热,不恶寒,独语如见鬼状。若剧者,发则不识人,循衣摸床,惕而不安,微喘直视,脉弦者生,涩者死。微者,但发谵语者,大承气汤主之"。从上述条文可知,阳明病的主症为里热实证,在外表现为发热,汗出,不恶寒,反恶热,在内表现为口渴,烦躁,不大便,日晡潮热,腹胀满,甚者喘不得卧、心中懊憹、腹胀满、不能食等。

"少阳之为病,口苦,咽干,目眩也","伤寒五六日,中风,往来寒热,胸胁苦满,嘿嘿不欲饮食,心烦喜呕,或胸中烦而不呕,或渴,或腹中痛,或胁下痞硬,或心下悸、小便不利,或不渴、身有微热,或咳者,小柴胡汤主之"。从上述条文可知,少阳病的主症为往来寒热,胸胁苦满,心烦喜呕,头晕目眩,或头角痛、口苦、咽干,脉弦等。

"太阴之为病,腹满而吐,食不下,自利益甚,食腹自痛。若下之,必胸下结硬"。太阴病的主症为腹满,呕吐,食不下,自利益甚,腹满时痛,喜温喜按,舌淡,苔白腻,脉弱。

"少阴之为病,脉微细,但欲寐也",少阴病以全身虚衰为病理特征,分寒化和热化证,寒化证以但欲寐,自利不渴,小便色白,厥逆,呕吐,脉微细为主症;热化证以心中烦,不得卧,口干咽燥,舌红少苔,脉沉细数为特征。

"厥阴之为病,消渴,气上撞心,心中疼热,饥而不欲食,食则吐蛔。"厥阴病的主症为手足逆冷,周身皮肤皆凉,烦躁时做时止,呕吐。

学习《伤寒论》的六经辨证体系,就要把辨病和辨证有机地结合在一起,分清六大类疾病,再从中辨别"证"和"症"。在临床实践中,我们往往先根据患者的主要症状辨识"病",然后结合体征和舌脉再辨别"证",结合"病",依据"证",进行论治。当然临床上每个患者"病""证""症"并不是一致的,有病同证不同,有证同病不同,但辨证方能论治,辨证就是要根据患者的症状及体征,经过综合分析,知其表、里、寒、热、虚、实,这些证候足以反映机体病变的实质,抓住病变的实质,就有依据进行治疗。

徐大椿说:"凡一病必有数症,有病同症异者,有症同病异者,有症与病相同者,有症与病不相因,盖合之则曰病、分之则曰症,同此一症,因不同,用药亦异,变化无穷。当每症究其缘由,详其情况,辨其异同,审其真伪、然后详求治法,应手辄愈,不知者以为神奇,其实皆有成法也。"(《医学源流论·知病必先知症论》)。徐大椿所说的"症",即是症状,而不是证候。所谓辨其异同,审其真伪,这才接近证候了。

因此说,从复杂的症状辨识而为证候,这是中医辨证的精髓,无论治疗已明确诊断的疾病或未明确诊断的疾病,都应如此,没有例外的。

（三）"治未病"理论对临床实践的指导

《金匮要略》曰:"问曰:上工治未病,何也?师曰:夫治未病者,见肝之病,知肝传脾,当先实脾,四季脾旺不受邪,即勿补之。中工不晓相传,见肝之病,不解实脾,唯治肝也。夫肝之病,补用酸,助用焦苦,益用甘味之药调之。酸入肝,焦苦入心,甘入脾……故实脾,则肝自愈。此治肝补脾之要妙也。"

本条文以脏腑相关的理论,举"见肝之病,知肝传脾,当先实脾"的例子,论述治疗疾病的原则和治未病的意义。

《金匮要略》这段条文解释了治未病的意义,见到肝病,就知道可能要传到脾,就应当先补脾,一年四季若脾气旺盛,脾就不会受到肝病的侵袭,那么就不用补脾了。一般的医生不知道这样的道理,只知道治肝病,不知道补脾。对于肝虚之病,用酸味药补肝,这是常理;助用焦苦,焦苦入心,心为肝之子,子能令母实;宜用甘味之药调之,甘味药能够和中扶脾。这是根据五行相制的理论通过治未病来调节五脏失调的方法。

肝病无论虚实,总要考虑补脾,对于肝实证,在疏肝、清肝、泻肝、平肝时,要加上补脾健脾的药物,以防止伤脾碍脾;对于肝虚证要采用"酸苦甘"综合疗法,防止子病犯母和土侮肝木。《难经·五十难》云:"从后来者为虚邪,从前来者为实邪;从所不胜来者为贼邪,从所胜来者为微邪。"这些五行生克乘侮理论直接影响五脏之间的病理变化和传变规律。不管来自哪方面的虚邪、实邪、贼邪、微邪,我们都要综合考虑,未病先防,既病防变。

运用经典中"肝病"治疗的理论,涌现出了一批"逍遥散""痛泻要方""半夏泻心汤"等调和肝脾及"一贯煎"等补益肝虚的名方,经久不衰,疗效卓著。现代医学对肝功能损伤、胆囊炎的治疗也遵循中医这些理论调和脏腑功能。笔者近年通过疏肝补脾、清泄湿热、健脾利湿及益肝阴、清心热、补脾土等方法治疗肝功能损伤疾病,均取得了良好的效果,得到患者的广泛认可。

治未病是当今社会一个养生保健的热点,就是要未病先防,既病防变。对人体未发生的病,采取一些措施提前进行防治,避免患病痛苦,提高生活质量。

《黄帝内经》曰:"上工治未病,而不治已病。"历代典籍记载了诸多"扁鹊为齐桓公诊疾""张仲景为侍中大夫王仲宣诊病"的故事,证实了中医理论的博大精深及古代神医洞察未病和治疗未病的能力。

中医是从人的整体观出发,人体是一个有机的整体,天人相应,和自然界紧密相连。人体阴阳失衡、气血运行障碍、脏腑功能紊乱,均能传达出相应的信息。观察人的面色、肥瘦、体质等变化来判断人体的生理、病理情况,通过调理饮食、锻炼身体、提高自身抗病能力及调偏救弊,来纠正阴阳的失衡。具体有以下几个方面:

1. 以防为主,养生保健

预防保健需要做好以下几点:

(1)节饮食。"民以食为天",饮食可以为人体提供营养,但同时也能成为病源。要合理饮食,掌握节制。每餐不饥不饱,做到"饥不暴食、渴不狂饮",俗话说得好"茶七饭八";在保证充足营养的基础上,多吃素食,多吃水果、蔬菜,以保持大便通畅。切忌暴饮暴食,勿贪食辛辣炙煿、寒凉油腻之品,以致损伤脾胃,诸病丛生。《素问·痹论》云"饮食自倍,肠胃乃伤",《素问·生气通天论》曰"膏粱厚味,足生大丁",即是此意。

(2)适寒温。一年四季,寒暑变迁,出现"五气""六淫"。人体之阴阳要适应大自然之阴阳,要"天人相应",增减衣服,避寒消暑,冬温夏凉,以防外邪的侵袭,即所谓"虚邪贼风,避之有时";当然也要遵照阴阳互根消长之理,"春夏养阳,秋冬养阴",以保持人体阴阳平衡。

(3)顺四时。《素问·四气调神大论》云:"春三月,此为发陈,夜卧早起,广步于庭……夏三月,此为蕃秀,夜卧早起,无厌于日……秋三月,此为容平,早卧早起,与鸡俱兴……冬三月,此为闭藏,早卧晚起,必待时光……"要顺应四季阴阳消长的规律,合理安排生活作息,方能保持生命力长久不衰。

（4）和情志。"恬淡虚无，真气从之"，要做到精神愉快，心情舒畅，积极努力地"调神""调息"，以保持良好的精神状态，使脏腑、气血发挥正常的功能。避免忧虑、紧张、急躁、恐惧等消极的情绪，使人体气机阻滞、气血紊乱，脏腑功能失调而产生疾病。

（5）勤运动。加强运动锻炼，可以改善气血运行，增强机体抗病能力，特别是运用五禽戏、八段锦、太极拳等锻炼手段，可强筋健骨，养精蓄锐，延年益寿。

（6）避劳伤。要避免过度的体力和脑力劳累，避免"伤筋动骨"，避免"劳则气耗"，避免"醉以入房"，避免"半百而衰"，以保持旺盛的精力和充足的正气。

2. 未病先治，防止罹患

要熟练掌握阴阳五行的基本理论，正确运用体质辨识判断机体欲患之疾，早检查、早诊断、早防治，防患于未然，使亚健康人群或未受邪的脏器得到及时的治疗。

（1）对无症状表现的"三高"人群，要辨识体质，及早干预。或平肝潜阳以降压，或清热养阴以降糖，或化痰活血以降脂。

（2）对"肝病传脾"的"生、克、乘、侮"脏器，要及早"实脾"，防止罹患"脾病"。

3. 既病防变，控小防大

对已经确诊的患者，要综合考虑病情的变化和传变规律，全面布局，防其传变，把病情尽可能控制在较小的范围。

（1）措施需果断。针对疾病靶点，集中优势兵力，果断出击，切中要害；既治疗已病脏腑，也要控制病情发展和传变。

（2）治疗要彻底。治疗疾病不能半途而废，要巩固彻底，防治死灰复燃，后悔莫及。

4. 治病求本，辨证施治

中医治病的原则是辨证论治，治病求本。

（1）辨证要准确。证是疾病发展过程中主要矛盾的体现，内科疾病有许多是以证作为疾病的诊断标准，但辨证不能简单地等同于辨病，对于一些辨病较为困难的情况，可通过准确的辨证解决问题。只有辨证准确，才能进行有效的论治。

（2）治病必求本。治病求本是中医的精髓，不管疾病的表现多么复杂，都要从疾病的本质入手，从根本上解决问题。

唐代大师孙思邈有"上医医未病之病，中医医欲病之病，下医医已病之病"之述，告诫后世要做治未病的"上医"，不做治已病的"下医"。

（四）"治痿独取阳明"不可忽视养血活血

痿证是指肢体筋脉弛缓、手足痿软无力、肌肉萎缩、不能随意运动的一种病症，是临床常见的一类疑难病症。《黄帝内经》设专篇对痿证进行了论述，不仅确立了"痿躄（皮痿）""脉痿""筋痿""肉痿""骨痿"五种痿证，而且对病因病机治法都进行了探究，确立了"治痿独取阳明"的法则，后世医家在其基础上予以完善，并提出了"治痿不可忽视养血活血"的观点，使治痿理论更加完善。

1. 痿证瘀血观

《说文解字》曰"痿，痹也"，即阻闭不通之意，含有筋脉阻闭导致功能衰退或不用的意思，古代泛指人体组织器官枯萎、萎缩，功能衰退，甚至废弃不用的一类疾病。《黄帝内经》提出了"五体痿"：肺热叶焦发痿躄，心气热则生脉痿，肝气热发为筋痿，脾气热发为肉痿，肾气热发为骨痿。五痿之证无不含有瘀血的病机，即使无明显瘀血之征，尚可称为无形血瘀证。

（1）肺热叶焦致瘀。热伤肺气。《素问·灵兰秘典论》说"肺者，相傅之官，治节出焉"，即肺辅佐心以助血运行。肺朝百脉，胸中大气贯心脉而行血，今肺热叶焦，耗泄肺气，不能助心行血，血行无力，运行不畅，血难布达于四肢，筋脉失养，故渐痿。

热伤肺阴。肺热阴伤，脉络失荣，"血犹舟也，津液水也"，水亏则舟停。津液不运，血液相对黏稠，运行不畅，产生瘀血，筋脉肌肉失荣而渐痿。

宣肃失职。肺主宣发肃降，具有布散津液以濡养形体官窍的作用，热伤肺气，气不布津，津停为痰湿，痰瘀互阻，气血不布，筋肉失养而致痿。

（2）心气热致瘀。心火灼阴。心主血脉，心气能推动血液运行，心气热则血自沸腾，营阴受煎而亏少，血液浓稠，血脉瘀滞不畅。心气热则心神不藏，气血不能平和，气血不能平和则易致气滞血瘀，血脉瘀阻而致痿。

心热脉溢。《灵枢·决气》说"壅遏营气，令无所避，是为脉"，血液能正常运行还有赖于脉道的通利和血液的充盈，心热者，心之阴阳失调，阳热迫血妄行，血溢脉外，"离经之血便为瘀血"，筋肉失养，故渐痿弱。

（3）肝气热致瘀。肝主藏血，肝气热则血受热灼，营阴被耗，肝血瘀滞而不得畅达。

肝气郁。肝主疏泄,为风木之脏,肝气热则耗伤其风木之气,气耗则疏泄失职,血不得布达于筋脉,筋脉失荣。

肝阴伤。肝体阴而用阳,阴血可涵养其疏泄之能,相火妄动,耗伤肝之阴血,肝气不疏,致气滞血瘀,瘀血留滞于经脉,筋骨肌肉失却濡养。

(4)脾气热致瘀。中焦气热。《灵枢·决气》说:"中焦受气取汁,变化而赤,是谓血。"《素问·太阴阳明论》曰"四支皆禀气于胃,而不得至经,必因于脾乃得禀也,今脾病不能为胃行其津液,四支不得禀水谷气,气日以衰,脉道不利,筋骨肌肉皆无气以生,故不用焉"。中焦气热,水谷运化不及,水谷精微虚少,化血乏源而迟滞。热则伤血、耗气,脾气虚则帅血无力,瘀阻脉络。

脾阴不足。脾气热则耗损脾阴,阴不足以充血、载血,血液浓黏或稠厚,血行滞迟,四肢难禀气血之濡养,筋肉痿弱渐瘦,甚而不用。

脾不化湿。素体脾虚或长期水中作业或久居潮湿之处,脾不运化湿邪,聚湿生痰,黏腻瘀滞,血被湿阻,运行不健,肌肉筋脉失于濡养,故渐痿软瘦弱。

(5)肾气热致瘀。相火耗阴。肾为阴阳水火之脏,肾气热则耗竭肾阴,虚火内扰,伤及血脉,则细流不畅。

肾精亏耗。肾藏精,精生髓,髓生血,肾气热者,肾精亏虚,骨髓空虚,筋骨失养,血脉涩瘀,流行不畅,故筋骨痿弱。

2.瘀血病机观

(1)气虚血瘀。"气为血之帅","血为气之母"。气充则血行,气虚则血瘀。若元气亏损,血脉空虚,气血不足,血流迟缓,瘀血可由此而发生,故《医林改错·论小儿抽风不是风》云:"元气既虚,必不能达于血管,血管无气,必停留而瘀。"

(2)阴虚血瘀。阴液不足可导致脉络涸涩,血行瘀滞,则易产生瘀血。

(3)寒湿血瘀。寒邪凝滞,湿性黏腻,寒湿侵袭,痹着脉络,湿伤气血,血脉凝滞。

(4)跌仆血瘀。跌仆损伤,离经之血滞留于经脉而致瘀。

(5)气滞血瘀。气行则血行,气滞则血瘀,情志不舒,气行不畅,易导致血液瘀滞于脉络。

(6)久病多瘀。疾病久延不愈,由经及络,由浅入深,由气及血。古人云"久病入络""久病多瘀"。

3."治痿独取阳明"观

《素问·痿论》云"治痿者独取阳明","阳明者,五脏六腑之海,主润宗筋,宗筋主束骨而利机关也",阳明为气血生化之源,阳明健旺,气血冲盛,五脏得养,宗筋得润,机关滑利,肌肉充盛,痿无以生。《灵枢·根结》曰"故痿疾者取之阳明,视有余不足,邪气居之也";《证因脉证·痿证论》曰"今言独取阳明者,以痿证及阳明实热致病尔"。因此,治痿独取阳明不仅补益脾胃,而且还包括清泻胃热、滋补胃阴、祛除湿热、调理脾胃等方法。

4."独取阳明"养血活血观

治痿不仅独取阳明,更要辨证施治。痿证属肺热叶焦者,以清热润燥、养阴生津为主,代表方为清燥救肺汤,可添加麦冬、石斛等养胃阴和当归、赤芍、木瓜等养血活血通络之品;湿热浸淫者,以清热利湿、通利经脉为主,代表方为加味二妙散,可添加苍术、薏苡仁、茯苓等健脾除湿和当归、赤芍、桃仁、丹参、鸡血藤等活血通络之品;脾胃虚弱者,以补中益气、健脾升清为主,代表方为参苓白术散合补中益气汤,可添加黄芪、神曲、山楂等健脾和胃和当归、阿胶、丹参、川芎等养血活血之品;肝肾亏虚者,以补益肝肾、滋阴清热为主,代表方为虎潜丸加减,可添加陈皮、干姜、山楂等温中和胃和当归、白芍、首乌、丹参等养血活血之品;脉络瘀阻者,以益气养营、活血行瘀为主,代表方为圣愈汤合补阳还物汤,可添加砂仁、白术、山楂等补益脾胃药,方剂中自然含有当归、川芎、地龙、牛膝等活血化瘀之品。

总结先贤的治疗经验,养血活血法在痿证治疗中有较为广泛的应用,"独取阳明"的治则可由此而予以发挥和完善。

（五）论"肺朝百脉"的临床意义

肺属五脏之一,为华盖,与大肠相表里,主气,司呼吸,主宣发和肃降,通调水道,朝百脉而主治节。其中肺朝百脉,说明百脉与肺的关系十分密切,从古至今,历代医家对此研究较多,笔者将自己的临床体会总结如下:

1.肺朝百脉

"肺朝百脉"源自《素问·经脉别论》曰:"食气入胃,浊气归心,淫精于脉,脉气流经,经气归于肺,肺朝百脉,输精于皮毛,毛脉合精。""朝"有朝见、朝会、会聚之义,肺朝百脉,指全身的血液都通过经脉而会聚于肺,通过肺的呼吸,进行气体交换,然后通过肺的宣降作用,将富有清气的血液通过百脉输送至全身。《黄帝内经·素问》注解"言脉气流运,乃为大经,经气归宗,上朝于脉,肺为华盖,位复居高,治节由之,故受百脉之朝会也。由此故肺朝百脉,然乃布化精气,输于皮毛矣",认为肺主治节,百脉朝于肺。《黄帝内经素问吴注》曰:"脉气流于诸经,经气上归于肺,肺居诸脏腑之上,为百脉之所朝宗。"《黄帝内经素问注证发微》认为"诸经之气归于肺,肺为五脏之华盖,所谓脏正高于肺,以行营卫阴阳,故受百脉之朝会",《类经》曰:"精淫于脉,脉流于经,经脉流通,必由于气,气主于肺,故为百脉之朝会,皮毛为肺之合,故肺经输矣。"认为全身所需的精微物质皆由肺气推动,由百脉输送至全身,故肺为百脉之朝会。《内经知要》云:"注于经脉,必流于经,经脉流通,必由于气,气主于肺,而为五脏之华盖,故为百脉之朝会。"《素问经注节解》释曰:"言血之精华,既化而为脉,而脉已有气,流行于十二经络之中,总上归于肺。肺为华盖,贯通诸脏,为百脉之大要会,故云朝百脉也。"

全身血脉均属心所主,血液的运行又依赖于气的推动作用,血随气的升降出入而运行周身。肺主呼吸之气,又主一身之气,调节全身的气机,所以血液的运行,全赖肺气的敷布和调节。使营养物质在肺升降之作用下通过百脉到达全身,使五脏六腑、筋脉关节等皆得到濡养。

笔者认为肺朝百脉功能正常,气血条达,血脉才能运行通畅。因此,保持肺脏的正常生理作用最为重要,如肺朝百脉功能失常,则易致多种病症,肺朝百脉不利则肺气虚弱或者壅塞,不能助心行血,则致心血运行不畅,严重者可致血脉瘀滞,出现胸部刺痛、心悸、口唇青紫,舌质紫暗等;宣降失常,则可致水湿内停。由此可以得出,肺朝百脉是由肺主气的功能决定的。全身之气血都会聚于肺,肺将吸入自然界之清气和水谷精微之气按清阳上升、浊阴下降将其布散于各个经脉,然后在气的推动下布散至全身各个组织器官。因而肺朝百脉实质上是对肺调节脉道、运行气血等作用的深刻概括。

2. 肺主治节

"肺者,相傅之官,治节出焉",语出《素问·灵兰秘典论》,将肺比作一国之宰相;治节,即治理和调节,指肺气具有治理和调节肺之呼吸及全身之气、血、水的作用。主要表现在:

(1)治理调节呼吸运动。使宣发与肃降运动协调,保持畅通均匀呼吸。

(2)调节全身气机。调节一身之气的升降出入,保持全身气机通畅。

(3)治理调节血液的运行。通过朝百脉和气的升降出入运动,辅助心,推动和调节血液的运行。

(4)调节治理津液代谢。通过肺气的宣降,治理调节全身水液的输布与排泄。马莳认为："肺与心皆居膈上,经脉会于太渊,死生决于太阴,故肺为相傅之官,佐君行令,凡为治之节度,从是而出焉。"高士宗认为："位高近君,犹之相傅之官,受朝百脉,故治节由之出焉。"姚止庵注："肺之为脏,上通呼吸,下复诸脏,亦犹相傅之职,佐一人以出治,而为百僚之师表也。端揆重任,揽其大节而已。"众多医家认为,肺如宰相,心如君,肺辅助心治理调节其他脏腑,是对肺生理功能的高度概括。

3. 肺朝百脉、主治节与脏腑的关系

(1)肺与心。血液正常运行依赖心气的推动,亦依赖肺气的辅助作用,肺朝百脉,助心行血,是血液正常运行的必要条件。肺主一身之气,心主一身之血,心肺协调,气血正常运行,维持机体各脏腑组织的新陈代谢。

(2)肺与肝。肝气升发于左,肺气肃降于右,一升一降调畅气机,气血调和,古人称之"龙虎回环"。肺金克制肝木,肝木才能疏而不亢,生化不止。

(3)肺与脾。肺司呼吸,摄纳清气,脾气运化而生谷气,肺主行水,脾主运化水湿,肺脾的关系主要表现在气的生成和水液代谢两个方面。

(4)肺与肾。肺为水之上源,肾为水脏;肺主呼气,肾主纳气;金水相生,肺宣降而行水之功能,依赖于肾气的蒸腾和气化作用,人的呼吸有肺所主,但也离不开肾纳气的协调作用。

肺治节功能正常则脉道通利,人体各脏腑可以得到精微物质濡养而保持正常的功能状态。

4. 肺朝百脉的临床意义

百脉皆朝会于肺,若肺气不利、治节失常,或气病及血,或气病及水,或气病及痰,均可发生相关的病变。

(1)补气生血治气血亏虚证。证见头晕目花,心悸少寐,短气懒言,四肢发麻,唇爪无华,面色苍白,舌质淡,脉沉细。治宜养血,兼可补气生血。方用八珍汤或当归补血汤加味,方中黄芪、人参、白术补气生血。

(2)补气帅血治气虚血瘀证。证见气虚络瘀所致肢体偏枯不用,肢软无力,面色萎黄,舌质淡紫或有瘀斑,脉细涩。治宜益气养血,化瘀通络。方用补阳还五汤加减,方中重用黄芪即为补气帅血之意。

(3)补气摄血治气虚血溢证。证见各种溢于脉外之证,如咯血、吐血、尿血及皮下出血兼见短期乏力,舌淡,脉弱等。治以补气摄血,养血止血。方选归脾汤加减,方中黄芪、人参等即为补气摄血之意。

(4)补气固脱治气随血脱证。证见出血量大,面色㿠白,大汗淋漓,四肢厥

冷,神情淡漠,甚则昏厥,脉微细欲绝或见芤脉。治以补气固脱,方用独参汤,方中人参取其"有形止血不能速生,有形之气所当急固"之意。

(5)宣肺化痰治痰饮病。痰饮是脏腑功能失调、水津不化或水液运化失常所产生的病理产物,同时又是导致疾病的病理因素之一。肺居上焦,主治节,敷布津液,如肺气郁滞,治节无权,输布不及,则津液停聚而成痰饮。痰饮蕴结于人体不同部位而出现相应的痰饮病。在治疗痰饮所致疾病的基础上,宣肺化痰不可缺失。如小青龙汤之麻黄、定喘汤之杏仁、清金化痰汤之桔梗等均有宣畅肺气以助化痰之意。

(6)宣肺行水治风水病。肺为水之上源,主一身之气,有通调水道、下输膀胱的作用,风邪犯肺,肺气失于宣畅,不能通调水道,风水相搏,发为风水。证见眼睑浮肿,继而四肢或全身皆肿,病势较猛,多伴有风寒表证或风热表证。治以疏风解表,宣肺利水,方选越婢加术汤加减,方中麻黄、杏仁、防风即有宣肺行水之意。

肺朝百脉,宣肺、清肺、补肺等治肺方法不仅能解除肺经虚实寒热,还能帮助辨证治疗其他脏腑的病变。

（六）治汗不能固守"汗为心之液"之论

汗液是人体内的津液在阳气的蒸腾气化作用下,从玄府(汗孔)排出体外的液体。由于汗为津液所化生,而血与津液都由水谷精微所化生,两者相互资生,相互转化,即所谓"津血同源",心又有主一身血脉之功能。因此,就有了"心—血—津液—汗"的关系链。《医宗金鉴》云"心之所藏,在内者为血,发于外者为汗,汗者心之液也",《素问·阴阳别论》称"阳加于阴谓之汗",《素问·脉要精微论》称:"肺脉……,其软而散着,当病灌汗。"总之,汗虽为心血同源,但与阳盛迫津外泄和气虚不能固摄等因素有着密切关系,同时与肺、脾、肾诸脏功能失调不可分割。

1."汗为心之液"

《素问·宣明五气》说:"五脏化液,心为汗。"汗液的生成、排泄与心血、津液关系十分密切。心主血脉,血液中渗出脉外则为津液,津液是汗液化生之源,故有"汗为心之液"之说。津液和血液均由水谷精微转化而来,是人身生命活动的物质基础,归于阴精范畴。而汗由津液直接化生,《素问·评热病论》云"汗者,精气也",可知汗液是由人体津液、血等阴精所化生,也有"津血同源"之论。各种原因导致心血耗伤,心液不藏,可致病理性出汗。

2. "阳加于阴谓之汗"

《素问·阴阳别论》称"阳加于阴谓之汗",其中"阳气"指动力,"阴津"系物质基础,可谓之汗液生理的总纲。唐代王冰曰:"阳在下,阴在上,阳气上搏,阴能固之,则蒸而为汗。"说明阳气对阴津的鼓动、温煦和蒸化是汗液产生和排泄的动力。《黄帝内经太素·阴阳杂说》曰"加,胜之也",阳气对阴津具有鼓动、温煦和蒸化作用。因此,津液的充足是汗液生成的物质基础,而阳气的温煦、蒸化是汗液排泄的动力。可见在"心—血—津液—汗"这一关系链的阐释中,阳气在汗液生成和排泄中的重要性。一方面,由于内外因素导致素体阳亢,内热过胜,迫津外泄而为汗。《医方集解》曰:"随其阳气所在之处而生津,亦随其火扰所在之处泄而为汗。"另一方面,津液缺乏,阴虚生内热,虚热扰动,又可迫津外泄,使津液更加亏乏也为汗。《张氏医通》指出:"阴虚者阳必凑之,故阳蒸阴分则血热,血热则液泄而为盗汗也。"

3. 阳虚气不固摄则汗出

阳气具有固摄和调节枢纽机营卫的作用,若素体阳气亏虚,失去固摄作用,导致汗液外泄。素体薄弱,病后体虚,或久患咳喘,耗伤肺气,肺与皮毛相表里,阳气亏虚之人,肌表疏松,表虚不固,腠理开泄而致自汗。或因表虚卫弱,复加外邪,导致营卫不和,卫外失司而汗出。但也可以出现阳虚,气不化津致使水湿内停,阻碍汗液外泄出现无汗证。

4. 脏腑阴阳失调导致汗证

汗液除了与心的生理功能相关之外,还与其他脏腑的生理功能有着密切关联。

首先,津液输布和排泄是由多个脏腑协调完成的。例如,津液的生成依赖脾胃的运化功能和小肠泌别清浊功能,如果脾胃、小肠功能失调,则津液化生缺乏,势必影响汗液的生成。而津液的输布更离不开肺气的宣降、心阳的温运、脾气的运化、肝气的疏泄、肾的气化和三焦的通利,若这些脏腑的功能失常,都可以导致水湿停聚,不得布散肌表,必然影响汗液排泄。

其次,五脏之气对津液代谢起着推动和固摄作用,推动与固摄二者之间相互制约的协调对于汗液的生成和代谢起重要作用。若五脏阳气亏虚则推动无力,津液停滞,气不化水,而阻碍汗外出。五脏阳气亏虚还可出现气虚不能固摄津液,津液外泄而汗出不止。

因此,汗液的生成和排泄是与多个脏腑密切相关联的,脏腑阴阳失调会导致多种汗证。《素问·经脉别论》说:"饮食饱甚,汗出于胃;惊而夺精,汗出于心;持重远行,汗出于肾;疾走恐惧,汗出于肝;摇体劳苦,汗出于脾。"指出饮食、劳倦、情志等多种因素可以导致汗出异常,而且与多个脏腑功能也密切相关。

5. 汗病分证论治

(1)肺卫不固。证见汗出恶风,遇劳尤甚,易于感冒,体倦乏力,面色少华,苔薄白,脉细弱。治宜益气固表,代表方为桂枝加黄芪汤合玉屏风散加减。常用药为桂枝、白芍、黄芪、白术、防风、甘草、浮小麦、麻黄根、煅龙骨、煅牡蛎等。

(2)心血不足。证见自汗或盗汗,心悸少寐,神疲气短,面色不华,舌质淡,脉细。治以养心补血,代表方为归脾汤加减。常用药人参、黄芪、白术、茯苓、当归、白芍、龙眼肉、酸枣仁、远志、五味子、牡蛎、浮小麦等。

(3)阴虚火旺。证见盗汗或自汗,五心烦热,两颧色红,舌红少苔,脉细数。治以滋阴降火,代表方为当归六黄汤或知柏地黄汤加减。常用药当归、熟地黄、生地黄、黄连、黄柏、知母、山茱萸、山药、牡丹皮、五味子、乌梅等。

(4)邪热郁蒸。证见蒸蒸汗出,或黄汗,面红,烦躁,口苦,尿黄,舌苔薄黄,脉弦数。治以清肝泻热,代表方为龙胆泻肝汤。常用药为龙胆草、栀子、黄芩、当归、生地黄、柴胡、车前子、泽泻等。

综上所述,汗液的代谢与五脏的功能有密切关系,脏腑功能正常才能确保汗液的正常排泄。虽心主血,汗血同源,但汗液的病理因素,不能简单地用"汗为心之液"解释,肺、脾之气和心、肝、肾之阴的生理功能和病理变化与汗液生成和排泄密切相关,正确掌握这些机制对汗病的辨证施治至关重要。

(七)论"去宛陈莝,开鬼门,洁净府"在急性肾小球肾炎治疗中的应用

《素问·汤液醪醴论》云:"帝曰:其有不从毫毛而生,五脏阳以竭也……岐

伯曰:平治于权衡,去宛陈莝,微动四极,以复其形。开鬼门,洁净府,精以时服,五阳已布,疏涤五脏,故精自生,形自盛,骨肉相保,巨气乃平。帝曰:善。"

1."去菀陈莝,开鬼门,洁净府"释义

去,去除;菀(音郁),郁积;陈,陈久、陈腐;莝,斩除之意;"去菀陈莝"是除去集久的陈腐之物,在本文中意指清除郁积日久的水液废物;鬼门,即汗孔。净府,指膀胱。"开鬼门,洁净府"是说用发汗、利尿的方法治疗水肿;是体现"去菀陈莝"的治疗原则和具体治疗方法。

2.急性肾小球肾炎的临床表现

急性肾小球肾炎是以急性肾炎综合征为主要临床表现的一组原发性肾小球肾炎。其特点为起病急,血尿、蛋白尿、水肿和高血压,可伴一过性氮质血症。常见于链球菌感染,而其他细菌、病毒及寄生虫感染亦可引起。水肿常为起病的初发表现,典型表现为晨起眼睑水肿或伴有下肢轻度可凹性水肿,少数严重者可波及全身。多数患者出现一过性轻、中度高血压,常与其水钠潴留有关,利尿后血压可逐渐恢复正常。患者起病早期可因肾小球滤过率下降、水钠潴留而尿量减少,少数患者甚至少尿(<400ml/d)。肾功能可一过性受损,表现为轻度氮质血症。肾功能于利尿后数日可逐渐恢复正常。急性期,水钠严重潴留可出现充血性心力衰竭。故水肿治疗的及时与否对高血压、肾功能损伤和心力衰竭的控制有积极的作用。

3.中医对本病的认识

水肿为急性肾小球肾炎的初发表现,也是重要的临床指征,急性肾小球肾炎可归为中医学的"水肿"范畴。《灵枢·水胀》对其症状进行了详细的描述,如"水始起也,目窠上微肿,如新卧起之状……足胫肿,腹乃大,其水已成矣。以手按其腹,随手而起,如裹水之状,此其候也"。《素问·汤液醪醴论》也描述了"形不可与衣相保,此四极急而动中"的形体、四肢水肿表现,并提出了"平治于权衡,去宛陈莝,微动四极,以复其形开鬼门,洁净府"的治疗原则。

(1)病因病机。病因:风邪袭表,疮毒内犯,外感水湿,饮食不节,禀赋不足、久病劳倦。

病机:肺失通调,脾失转输,肾失开合,三焦气化不利,致使阳气虚衰,水湿停聚,水犯肌肤,导致水肿,即《素问·汤液醪醴论》"津液充郭,其魄独居,精孤于内,气耗于外"的病理状态。

由于致病因素和体质的差异,水肿的病理性质有阳水、阴水之别,阳水属实,多由外感风邪、疮毒、水湿而成,病位在肺、脾;阴水属虚或虚实夹杂,多由劳倦、

久病或禀赋不足所致,病位在脾、肾。阳水因反复发作或失治误治,可转为阴水;阴水因复感外邪,可转为阳水。急性肾小球肾炎的水肿多为阳水。

(2)辨证治疗。风水相搏证——开鬼门。证见眼睑浮肿,继则四肢或全身皆肿,肿势迅猛,多伴恶寒、发热、肢节酸痛、小便不利等症。治以疏风清热、宣肺利水。代表方为越婢加术汤加减,通过麻黄、防风等发汗宣肺之功,宣肺利水来排出体内潴留的水液,从而通调水道,行水消肿。

水湿浸渍证——洁净府。证见全身水肿,下肢明显,按之没指,小便短少,身体困重,胸闷,纳呆,泛恶,苔白腻,脉沉缓。治以运脾化湿、通阳利水。代表方为五皮饮合胃苓汤加减,通过大腹皮、茯苓皮、生姜皮的化湿利水及桂枝、猪苓的通阳利水,利尿使人体水液代谢能正常运行,不使水液潴留而发生水肿达到利水消肿的目的。

湿热壅盛证——去宛陈莝。证见遍体浮肿,皮肤紧绷光亮,胸脘痞闷,腹大如鼓,烦热口渴,小便短赤或无尿,舌质红,苔黄腻,脉沉数。治以泻下逐水、分利湿热。代表方为己椒苈黄丸加减,通过大黄、葶苈子、商陆的泻下逐水,以逐水为急,使水邪从二便而去,解除水湿壅滞之弊。

(3)应用原则。临床上,急性肾小球肾炎患者出现水肿初期,病情发展迅速,虽有血尿、蛋白尿、水肿及肾功能的损伤,但体质尚实,正气尚旺,脉尚沉实有力等。应抓住时机,短期内应用"去宛陈莝,开鬼门,洁净府"可以达到祛邪扶正的目的。使用该法,最关键的是抓住逐水的时机,或从汗而解,或从便而出,但要中病即止,以免过用伤正。

急性肾小球肾炎患者病变后期,脾肾阳气虚衰,气化不行,水肿严重甚或出现小便点滴而出或闭塞不通,发展为癃闭;或浊毒内闭,转为关格。在治标缓急的基础上,应及时辨证论治,采用温补脾肾的原则以善后固本。

这里只是对急性肾小球肾炎阐述临床应用"去宛陈莝,开鬼门,洁净府"治疗水肿的方法,仅为肤浅之言,希望能够引来"他山之玉",有更多的人读经典、悟经典、用经典。

（八）三议"肾者,胃之关"

"肾者,胃之关也,关门不利,故聚水而从其类也。上下溢于皮肤,故为浮肿。

浮肿者,聚水而生病也"出自《素问·水热穴论》。这一篇正如其题,开篇讲了水肿病的病机及水客之穴,紧接着对四季刺法及热病取穴进行了论述。对于"肾者,胃之关"这一说法,后世医家进行过多方诠释,引申出多种理论应用于临床。

人体精气之充足,有赖于后天脾胃化生水谷精微的不断充养,同时又必须依赖于肾的藏精功能,使脾胃化生的精气留于体内。作为满而不能实的脏,胃的空和满要依赖于二便的通利或秘结,而二便要赖于肾的蒸腾气化等功能,因此胃与肾协同为用,方能保持人体的精气充足。肾、胃协同,水液四布,故言"肾者,胃之关"。

1. "肾者,胃之关"岂敢盲从

《灵枢·营卫生会》曰"黄帝曰:愿闻中焦之所出……循下焦而渗入膀胱焉",这段文字把水谷入胃后的运化过程及参与的脏腑讲得非常明确——饮食入胃腐熟运化经由脾的升清、肺的输布而濡养全身,糟粕则下行下焦经过小肠的秘别清浊,清者入膀胱成小便排出,浊者和有形糟粕下输于大肠,由司传导的大肠把大便从魄门排出体外;其中只字未提肾脏的作用。

《黄帝内经》反复强调肾主藏精、主水,却从没提出过肾主后阴和大便,而且大便为人体经过多脏腑的共同作用后化生的糟粕,与肾的主藏精功能是毫无关联的。另外,《素问·五脏别论》曰"夫胃、大肠、小肠、三焦、膀胱,此五者天气之所生也……故满而不能实",本段文字明确指出五脏是藏精气而不泻的,这正好与肾主藏精功能一致,而胃、肠、膀胱是把五脏浊气传化排出体外的,也就是通过大小便把人体不需要的废物排出体外。既然大便为糟粕,根本就不需要主藏精的肾脏来主胃之门户。

那么作为典籍,会不会在传承中会因种种因素出现脱漏,又被后人增添?假设去除"肾者,胃之关也",再来看就成了"帝曰:肾何以能聚水而生病?岐伯曰:肾者,关门不利,故聚水而从其类也。上下溢于皮肤,故为浮肿。浮肿者,聚水而生病也。帝曰:诸水皆生于肾乎?岐伯曰:肾者牝藏也。……"似乎也能读得通,对文意理解也并未发生偏差,反而强调了肾主水的含义。那么我们是否可以考虑一下,原本没有"肾者,胃之关",是后人添加的心悟笔记呢?

2. 孰是孰非? 胃之关,肾也

也有医者把"肾为胃之关"与大便的排泄联系在一起,认为肾主下焦,主前后二阴,便秘是肾关开启不利,腹泻是肾关闭合不利。最为典型的是明代张介宾的释义:"关者,门户要会之处,所以司启闭出入也,肾主下焦,开窍于二阴,水谷入胃,清者由前阴而出,浊者由后阴而出,肾气化则二阴通;肾气不化,则二阴闭;

肾气壮，则二阴调；肾气虚，则二阴不禁，故曰肾者胃之关也。"

笔者认为肾主后阴、大便的观点对肾脏功能的理解有偏差。肾是主藏精、主水的脏器，这不容置疑，而且在《黄帝内经》中也有多处明确提到，如《素问·上古天真论》曰："肾者主水，受五脏六腑之精而藏之。"《素问·六节藏象论》也说："肾者，主蛰，封藏之本，精之处也。"所以把"肾为胃之关"理解成"肾主后阴、司大便的排泄"是不正确的，也不符合经旨。这样的理解，过分夸大了肾脏的作用，尤其在饮食的运化方面喧宾夺主，把本应属于脾胃的功能强加到肾脏上去，要想正确理解"肾为胃之关"的真正含义，必须紧密结合《黄帝内经》原文，绝对不能脱离经旨而对其理论内涵进行毫无根据地拓展。

3. 胃之关，肾也？肾也

《灵枢·玉版》说"人之所受气者，谷也，谷之所注者，胃也。胃者，水谷气血之海也"，《灵枢·五癃津液别》指出："五谷之津液，和合而为膏者，内渗入于骨空，补益脑髓，而下流于阴股。阴阳不和，则使液溢而下流于阴，髓液皆减而下，下过度则虚，虚，故腰背痛而胫酸。"五谷之精液弥布和合需要在肾的蒸腾气化作用和小肠的秘别清浊作用下进行。

所以，人体精气之充足，有赖于后天脾胃化生水谷精微的不断充养，同时又必须依赖于肾的藏精功能，使脾胃化生的精气留于体内，胃与肾协同作用，相互为用，方能保持人体的精气充足。肾居下焦，直接管辖小便、精液、月经的排泄，若肾关门不利则津液、精液、经血下泄无度，人体必定气血津液匮乏，同时肾阳气不能如中天之日温煦人体，水液不运或停滞，泛滥为病。

"肾为胃之关"可以给我们提供很好的临床治疗思路，如治疗水肿的真武汤和治疗消渴的经方肾气丸，尽管病不同，但是病机相似，故皆从肾论治而取效。

综上，"肾为胃之关"主要包含两方面内容：一方面，肾为人体精微物质之关或者说人体气血精微之关，防止人体的精微从小便、月经、精液无度下泄，人体通过肾的开合有度，保持气血津液充足。另一方面，肾所具阳气为相火，是人身阳气之源，若肾关门不利，蒸腾不足，水液潴留而生水肿。

笔者认为，经典流传了几千年，沉淀下来的都是精华，但读经典时可以多看几个版本，要知道"横看成岭侧成峰"，想一想，多问下为什么，也许就能有更深入的体会了。

（九）“四逆”“回逆”之辨析

近年来有部分学者根据自己对《伤寒论》的见解,针对伤寒论中回阳救逆的基础方"四逆汤"提出不同见解。有学者认为四逆汤应改为"回逆汤"。总结各派学者观点有三:一是"四逆汤"的命名方法值得商榷;二是四逆汤的主治病证中没有提到"四逆"之症,用四逆汤治疗则方证不符;三是提出"四逆汤"之名为传抄之误,误将"回"字错写为"四"字。余粗读《伤寒论》多年,对上述几种观点有不同理解,简述如下以供大家参详。

1. 仅有四逆汤以主治病证命名值得商榷

大部分学者认为,《伤寒论》中方剂命名方法可分为五类:一以药物名称命名;二以功效命名;三以药物加功效命名;四以主治病证命名;五以沿袭六神方名称。而以症状命名方剂的,只有所谓"四逆汤"一方。所以有的学者由此得出结论:"四逆汤"应当名为"回逆汤",唯其如此,才能与建中、理中、承气等命名法则一致。

事实上,《金匮要略》中的"奔豚汤"以"奔豚"命名,"奔豚"既是病名,也是症名,可见仲景以主治症状命名的方剂并非四逆汤一个,还有大、小陷胸汤的命名亦是如此。也有人说"奔豚"不是症状而是病名,即"奔豚汤"是以"奔豚病"命名的方剂。那么《金匮要略》中以病名命名的方剂仅"奔豚汤"一方,是不是也要把它改一改呢?

笔者认为这种观点一叶障目不见泰山,而中国史学传统中更有"孤证不引"之说。所谓的"引",是指引用史料典籍中的话证明自己的观点。仅仅因为其独一无二,就将其打入另类,并进行修改,这是对"孤证不引"原则的任意扩大。

仅仅因为四逆汤是少数以主治病证命名的方剂就主观认为它是错误的并加以怀疑认定,把"孤证不引"任意扩大到所有独一无二的事实或观点上去质疑,则会怀疑一切、随意修改前人观点,进而造成认识的偏差。

2. "四逆汤"并非仅治疗"四逆"一证

有学者提出《伤寒论》中使用四逆汤类共有 16 处,其中症状中有"厥"的 3 条,"厥逆"的 2 条,"厥冷"的 2 条,却又说"使用四逆汤类的原文中,没有一条确定有'四逆'症状"。

纵览多个版本《伤寒论》，可以发现张仲景在著述中善用省文、借代等笔法。如麻黄汤主治风寒表实证，但我们不能要求麻黄汤主治证中必须有脉浮紧；小柴胡汤是少阳病主方，我们也不能要求必须有"口苦、咽干、目眩"才能用小柴胡汤。故后世学者对《伤寒论》研究中提出以重要观点"但见一证便是，不必悉具"。

对《伤寒论》中"但见一证便是，不必悉具"一说，虽然原条文说的是少阳病论述，但笔者在临床实践中发现应是"抓主症不必悉具，识病机最为根本"。经方使用时，只要病机合宜，加减得当，有原方所述一二症者均可应用，无原方所述之症状者亦可选用，所以过于苛求四逆汤主治证必须有"四逆"字样，没有四逆症状就不可用，这种观点则是墨守成规，不知变通。

笔者认为，四逆汤作为回阳救逆的主方，只要是心肾阳衰、阴寒内盛所致的证候，不论有无"四逆"，均可应用。仲景在用四逆汤时提到的"厥""厥逆""厥冷"等，都是"四逆"的同义语，不能因为使用四逆汤类的原文中，没有一条确定有"四逆"症状，就要改"四逆"为"回逆"。

3."四逆"改为"回逆"理由不充分

《伤寒论》成书于汉代，距今年代久远，因种种原因历经多次遗失、修订，传抄之误是有的，但如何判定四逆是失误传抄应当有事实依据。譬如《伤寒论》中应有类似"回逆"的记载，或在其他的旁证资料中如《金匮玉函经》《金匮要略》《脉经》等类似版本当中有"回逆"的论述，而不能仅仅因为字形相近就草率做出结论。可惜"回逆"之名在上述文献中均无记载。

再者，若真改"四逆"为"回逆"，以下这几条又该如何？如《伤寒论》296 条："少阴病，吐利，躁烦，四逆者，死。"298 条："少阴病，四逆，恶寒而身蜷，脉不至，不烦而躁者，死。"330 条："诸四逆厥者，不可下之，虚家亦然。"这些条文中的"四逆"，也要改为"回逆"吗？

所以说传抄之误在文献考证上也是说不通。

综上三条所述，伤寒论中"四逆"之名，名副其实。此为笔者之浅见，还望各位多多斧正。

（十）提壶揭盖治下焦病

中医学与中国古代哲学密切相关,在中医的诊断治疗中有许多闪烁着哲学道理的经典论治,"提壶揭盖"就是其中的一颗闪亮的明珠。

中医理论用取类比象的方法论在"提壶揭盖"的治法中体现得淋漓尽致。所谓"提壶揭盖"原指盛满水的茶壶,要想使水顺利地倒出来,就必须在壶盖上凿个洞或把壶盖揭开,水才能顺利地流出来。而中医先贤们运用中国古代哲学的思想推而广之,将其应用为通过开宣肺气(开上焦)而通利水道(通下焦)的一种治疗方法。历代医家经过不断的临床实践总结经验将这一理论发扬光大,运用于治疗小便不利、浮肿、便秘等症。

1. 理论形成

追根溯源"提壶揭盖"理论最早体现在《黄帝内经》《难经》中,有"病在下取之上""开鬼门"之法,并首提"三焦"理论。经后世医家逐渐深入认识,至金元名医朱丹溪完整明确论述此法说:"一人小便不通……此积痰在肺,肺为上焦,膀胱为下焦,上焦闭则下焦塞。如滴水之器必上窍通而后下窍之水出焉。以药大吐之,病如失。"另又在其著作《丹溪心法》中论治小便不通时具体阐述了该法:"气虚,用参、芪、升麻等,先服后吐,或参芪药中探吐之;血虚,四物汤,先服后吐,或芎归汤中探吐亦可;痰多,二陈汤,先服后吐;以上皆用探吐。若痰气闭塞,二陈汤加木通、香附探吐之。"李用粹《证治汇补·癃闭》曰:"一身之气关于肺,肺清则气行,肺浊则气壅,故小便不通,由肺气不能宣布者居多,宜清金降气为主,并参他症治之。"《血证论》曰:"小便虽出于膀胱,而实则肺为水之上源,上源清,则下源自清。"治疗上可"开上源以利下流"。《金匮要略·水气病》曰:"诸有水者,腰以下肿,当利小便;腰以上肿,当发汗乃愈。"《医经精义》点明:"理大便必须调肺气也。"由此可见,提壶揭盖之"盖"不单是"华盖"之肺,其定位可以冠名为"上焦"。揭盖就是为了开启气机,此气机具体到脏腑,肺脏最为重要,但不能局限于肺脏,毕竟周身之气为一整体,故乃有"启上焦之塞而下焦自开"的道理。启上焦不止于宣肺,还可以探吐,可以搐鼻取嚏,开下焦不止于利小便,还可以通大便,临证可治疗癃闭、水肿、淋证、便秘等疾病。

2.临床应用

（1）清上利下愈癃闭。小便不畅，点滴而出，病势较缓者为癃；小便闭塞，点滴不通，病势较急者为闭，二者合称为"癃闭"。癃闭之名首见于《黄帝内经》，肺气虚则不能通调水道，下输膀胱，以致膀胱气化动力不足而引发癃闭。

提壶揭盖治癃闭，是取肺为水之上源，主气布津，有通调水道之功，肺气宣布则水道通畅之意。在《九灵山房集》卷十《丹溪翁传》中记载：一男子病小便不通，医治以利药，益甚。翁诊之，右寸颇弦滑，曰"此积痰病也，积痰在肺。肺为上焦，而膀胱为下焦，上焦闭则下焦塞，譬如滴水之器，必上窍通而后下窍之水出焉"，乃以大吐法吐之，吐已，病如失。

（2）宣肺利水消水肿。肺主宣发肃降、外合皮毛，为水之上源。寒邪外袭，肺失宣肃，不能通调水道而下输膀胱，故小便不利，水聚泛滥肌肤发为水肿，此即"上窍闭而下窍亦塞"。水肿病机为肺失通调，脾失转输，肾失开合，三焦气化不利。因人体之内，水不自行，皆赖气之推动，肺主一身之气，气机调畅，风邪自去，水肿从汗而解，即"开鬼门、洁净府"发汗利小便也。《金匮要略·水气病脉证并治》曰："诸有水者，腰以下肿，当利小便，腰以上肿，当发汗乃愈。"文中虽未提宣肺之法，但通过宣肺可以间接利小便以及发汗而收消除水肿之功，如麻黄连翘赤小豆汤中麻黄、杏仁宣降肺气，既可发汗，又可利水，开鬼门，洁净府，治疗水肿一举两得。

（3）开上通下行便秘。便秘是由于大肠张力减弱、动力不足而引起排便困难的一种病症，本病多因燥热、气滞、气虚、血虚、阴结等导致肠道传导失司形成排便困难，排便努责，日久阴阳气血耗损，更加重了排便困难，从而形成了因实致虚、因虚致实的虚实夹杂病症，表现为排便困难、努责无力、肛门坠胀，或干结成块，或稀软便细。《伤寒论·辨少阳病脉证并治》第148条指出："伤寒，表证仍在，但邪气内结，大便硬，阳微结，服小柴胡汤后，上焦得通，津液得下，胃气因和，周身汗出，则表里诸证皆除。"一般认为大肠传导的功能有赖于肺气的肃降、肝气的疏泄和肾的开合，因此，药用杏仁、紫菀宣肺而助肃降，宣导大肠。在治疗便秘的泻下剂中，五仁丸就是提壶揭盖法的典范，以杏仁为君，既能润肠通便，又能宣降肺气，而利大肠传导之职。以上列举的临床常见的杂病，皆可以用"提壶揭盖"法来治疗，究其原因，都有上焦气机郁滞、壅塞不通而致下焦气机不畅的证候表现。在临床中如遇到类似证候的患者皆可采用此法来治疗，切勿拘泥于病种病名，而要掌握其法，灵活运用。

（十一）浅谈"胃不和则卧不安"

"胃不和则卧不安"源于《素问·逆调论》："人有逆气……不得卧……是阳明逆也。阳明者，胃脉也。胃者，六腑之海，其气亦不行。阳明逆，不得从其道，故不得卧也。"《下经》曰"胃不和则卧不安"，此之谓也。"不和"则"卧不安"，而"胃和"则"卧安"。"和"者，阴阳平衡，营卫调和，气血充足，皆和为用。而人体脏腑功能正常，亦即谓之"和"。如若阴阳平衡破坏引起机体阴阳失调，及内外因素导致机体脏腑功能运行失常，此即为"不和"。

1."胃不和"病因病机

胃者属六腑之一，与脾称为后天之本，气血生化之源，胃主受纳，主通降，以降为和；脾主运化水谷，主升清。二者纳运协调，升降正常，则气血生化充足，营卫调和，阴阳平衡，则为和。而胃的受纳、运化之功，全赖"胃气"。胃气以降为顺，若胃气不降反而上逆，则为病。如饮食不节或不洁，则宿食停滞，脾胃受损，情志失调，肝失疏泄，气机郁滞，横逆犯胃，胃失和降；忧思伤脾，脾胃不运，痰湿中阻，胃气不降；外感暑湿寒热之邪，壅滞胃腑，气机阻滞，胃气不降；过食膏粱厚味、肥甘之品，或嗜酒过度，损伤脾胃，饮食停滞，积湿生痰，痰郁化热，胃失去和降；年老虚弱，或久病多病，或劳倦过度，或误服、过服寒凉药物，或病后失于调养，均可引起脾胃虚弱，中焦虚寒；或热病伤阴，或久服辛辣之品，耗伤胃阴，使胃中不和。

2."卧不安"病因病机

《黄帝内经》引用《下经》原文"胃不和则卧不安"主要用来解释"阳明逆不得从其道，故不得卧也"这段话的，"卧不安"理解为"不能平躺""平躺不安"，《灵枢·营卫生会》云："夜半而大会，万民皆卧，命曰合阴，平旦阴尽而阳气受，如是无已，与天地同纪。"结合"夜半""平旦阴尽"，得出"卧"即睡眠。《灵枢·大惑论》曰："人之多卧者，何气使然？留于阴也久，其气不清则欲瞑，故多卧矣。"此处"多卧"由于"留于阴也久，其气不清"所致，所以"多卧"指"嗜睡"之意。另有记载"病而不得卧者，何气使然？岐伯曰：卫气不得入于阴，常留于阳。留于阳则阳气满，阳气满则阳跷脉盛，不得入于阴则阳气虚，故目不得瞑矣"，该处"不得卧"由于"卫气不得入于阴,常留于阳",即"阳不入阴",故在此指"失眠"而言。由于邪气客于脏腑,卫气行于阳,不入营阴所致。汉代张仲景将其病因分为外感和内伤两类,提出了"虚劳虚烦不得眠"的论述;明代张景岳将病机概括为有邪、无邪两种类型;明代李中梓将病因分为五类:一气虚,二阴虚,三痰滞,四水停,五胃不和;戴元礼提出"年高人阳气衰不寐"。卧不安总属阳盛阴衰,阴阳失交。

3."胃不和则卧不安"辨证论治

(1)食滞胃脘。症状:夜寐难、易早醒,伴有口臭、泛酸、上腹部胀闷不适,或兼有恶心呕吐、大便泄泻。舌苔厚腻,脉滑或滑数。治法:消食导滞、和中安神。方药:保和丸合半夏秫米汤加减。常用药:神曲、山楂、陈皮、莱菔子、连翘、半夏、秫米等。

(2)痰热内扰。症状:不寐头重,痰多胸闷,恶食嗳气,吞酸恶心,心烦口苦,目眩,舌红苔黄腻,脉滑数。治法:清热化痰、和中安神。方药:黄连温胆汤加减。常用药:黄连、陈皮、半夏、茯苓、甘草、胆南星、薏苡仁、枳实、竹茹等。

(3)脾胃虚寒。症状:难以入眠,或醒后难再入睡,睡不沉、似醒似睡,遇冷尤甚。腹中隐痛绵绵,喜暖喜按,脘痞食少,畏寒肢冷,口不渴,便溏,或兼有小便清长,舌淡苔白润,脉沉细或沉迟无力。治法:温中祛寒、和胃安神。方药:理中丸加减。常用药:人参、白术、茯苓、甘草、干姜、砂仁等

(4)寒热错杂。症状:夜间不寐,心下满闷,肠鸣作响,情绪不宁,嗳气,纳差或呕吐,肠鸣下利,舌质红,苔厚腻,脉弦数。治法:补虚泻实、调整阴阳。方药:半夏泻心汤加减。常用药:半夏、黄连、黄芩、干姜、甘草、党参、薏苡仁、大枣等。

综上所述,胃不和的病因多为饮食、情志、外邪以及久病体虚,病性有虚、有实及虚实夹杂等,卧不安,可以"和胃"来治疗,治疗之法当补虚泻实、调整阴阳,使气血化生有度,营卫舒畅,阳气入阴,则胃和卧安。

（十二）两个"清暑益气汤"的比较

"暑"是一个独立的外感因素,有明显的季节性,多发于高温之夏季,起病多伴湿,故有"暑多挟湿"之说。暑邪与其他外感邪气有一个明显区别,不经卫分,

邪直入气分,不形成表证。

暑邪伤人,暑性升散,易耗气伤津,多挟湿邪,由于湿热内阻,导致气虚和津伤。这是暑邪的致病机制。因此,治疗暑热证,应当以清热化湿为主,同时兼顾益气生津。

临床有很多祛暑之方,应用频率较高的属"清暑益气汤"。然而,在古代的医学论著中出现两个"清暑益气汤",一个来自李杲的《脾胃论》,另一个来自王孟英的《湿热经纬》。两方虽然名字相同,但药物组成不同,功用及主治均有区别。

1. 李氏清暑益气汤

由黄芪、苍术、升麻、人参、炒橘皮、白术、麦冬、当归、炙甘草、青皮、黄柏、葛根、泽泻、五味子组成。方中人参、黄芪益气固表,苍术、白术健脾燥湿;黄柏、麦冬、五味子泻火生津,陈皮、青皮、泽泻理气渗湿;当归养血和阴;升麻、葛根解肌升清;甘草和中。配合成方,共奏清暑化湿、益气生津之功。主治平素气阴俱虚,又感暑湿,或暑湿耗伤气阴,身热而烦,四肢困倦,精神短少,胸满气促,肢体沉痛,口渴自汗,大便溏薄,小便短赤,苔腻,脉虚。

2. 王氏清暑益气汤

由西洋参、石斛、麦冬、黄连、竹叶、荷梗、知母、甘草、粳米及西瓜翠衣组成。方中以西洋参、西瓜翠衣为君,二药性凉而滋补,清暑,益气生津;荷梗、麦冬、石斛为臣,三药均为养阴生津之品,具清热祛暑、养阴生津之功;佐以黄连、知母、竹叶,清热泻火、除烦解暑;以甘草、粳米为使药益气和胃。用于夏月感病、伤津耗气之证,症见体倦乏力,少气,口渴汗多,尿赤短,脉虚数。主治暑热炽盛,气津已伤,而暑热挟湿者不宜用本方。

3. 分析比较

李杲认为,饮食劳倦及思虑太过伤脾胃,脾气亏虚,酷热夏季劳作太过,故以益气健脾达到湿热去则脾运健、津液复来之效,李杲清暑益气汤之义即本于此,故凡暑湿偏盛、脾气虚弱者宜用此方清暑益气、健脾利湿达到治疗的目的。本方不局限于夏季暑湿之症,凡气虚兼湿热者皆可加减应用,用于治疗平素脾气虚又受暑湿,常见症状为身热、头痛、口渴喜冷饮、自汗、胸满闷、身体困重、四肢困倦、不思饮食、大便溏薄、小便短赤,苔腻,脉虚。

而王孟英则重视津液,治疗偏于养阴生津。阳明燥土,得阴自安,津液既夺,则阳气无根,阴血不生,唯使津液充足而气血自复,而暑热偏盛胃津耗损者,则宜用王孟英清暑益气汤养胃生津。

同是中暑,证却不同,药亦不同,即"同病异治"之理。

4.病案举隅

(1)王某,男,71岁,南阳宛城区人,2014年7月5日初诊。直肠癌,汗出明显,恶风怕冷2月余。2013年11月诊断为直肠癌,行手术和化学药物治疗,7月吹空调后觉易出汗,恶风怕冷,汗出后更加恶风怕冷,以项背部、膝关节、肘关节酸困伴疲倦乏力,喜悲伤欲哭。纳差,食后易胃脘胀,嗳气。夜寐差。口干口黏,不喜饮。大便稀薄,每日2~3次,便前有腹痛感,小便黄赤,频数。舌质淡红,苔黄腻,脉软。

辨证:气阴俱虚,复感湿邪。

治法:益气养阴,除湿健脾。

方药:用李氏清暑益气汤加味。

处方:黄芪30g,党参20g,白术10g,甘草6g,神曲10g,升麻6g,当归6g,陈皮10g,青皮6g,苍术6g,黄柏5g,葛根6g,麦冬6g,五味子6g,泽泻6g,浮小麦20g,细辛3g,生姜3片,大枣5枚。

7剂,每日1剂,水煎服,早、晚分服。

二诊(2014年7月13日):药后恶风怕冷、汗出稍减轻,嗳气减少。现症表现为进食后易汗出,汗出后恶风怕冷,汗出身凉,关节恶寒偶有灼热感,仍乏力,口不渴,食欲欠佳,夜眠一般,二便正常。舌红,苔黄腻,脉弱。原方加煅龙骨30g,丹参30g。共7剂。

三诊(2014年7月21日):服上药,恶风怕冷明显改善,无汗出。

上方5剂后,诸证渐除。

【按语】直肠癌术后元气大伤,伤津耗血,导致气阴两虚,气虚卫表不固,腠理不实。吹空调之后,风寒邪气侵袭,致恶风怕冷;阴虚不敛阳,阳热上浮,则口干、口黏,不喜饮。湿邪趁虚侵入,加之湿为阴邪,易损伤阳气,卫阳不足,湿邪内侵,湿性重浊,阻滞脏腑经络气机,阻滞气机,升降失常,湿阻脾胃,则纳呆,食欲减退,体倦乏力;湿阻经络关节,则四肢酸胀沉重;湿性黏滞,则大便稀溏,舌苔腻。本方为李杲清暑益气汤合甘麦大枣汤加细辛,合方治杂病。扶正与祛邪并用。方中黄芪、人参、白术、陈皮、当归、甘草、升麻补益元气,补中益气,祛邪外出;五味子、麦冬酸甘,养阴敛汗;苍术、泽泻燥湿止泻;升麻、葛根解肌升清;黄柏清热燥湿;湿盛则心下痞满,则滞气,故予神曲消食,青皮利气宽中。加浮小麦则有甘麦大枣汤之意,有养心安神、和中缓急、补脾益气等功效,对患者直肠癌术后、喜悲伤欲哭起治疗作用。细辛性辛温,取其祛风止痛、散寒之效。

(2)李某,女,10岁,南阳宛城区人,2015年9月3日初诊。暑假无人看护,多在户外嬉戏,饮凉水。发热3天,体温最高达37.8℃,口渴喜饮,食少倦怠,躁扰不宁,身灼热,尿短黄,息粗气喘,面赤,舌红,苔黄,脉细数无力。

辨证:暑热气津两伤证。

治法:清暑益气、养阴生津。

方药:王氏清暑益气汤加味。

处方:西洋参8g,石斛12g,麦冬15g,黄连6g,竹叶15g,荷梗10g,知母6g,西瓜翠衣20g,广藿香9g,甘草6g。

3剂,每日1剂,煎服,早、晚分服,并嘱其服药后服粳米汤半碗。

二诊(2015年9月7日):药后,微微汗出,后体温逐渐下降。现在症状口渴症状不明显,食欲明显改善,活动后微微汗出,稍感乏力,小便由短黄逐渐转清长,无息粗气喘,舌红,苔微黄,脉细。原方加糯扁豆根20g,上方5剂后,诸证渐除。

【按语】暑热耗伤气阴,导致气虚卫表不固,则发热;阴伤则口渴喜饮;气虚则倦怠乏力,阴虚燥热内生,则躁扰不宁,身灼热,小便黄短,息粗气喘,面红,舌红,苔黄,脉细数无力。方为王孟英清暑益气汤,方中西洋参益气生津、养阴清热,合西瓜翠衣清热解暑,共为君药;荷梗助西瓜翠衣解暑清热,石斛、麦冬助西洋参养阴生津,为臣药;广藿香化湿解暑,竹叶清心解暑,除烦利尿,甘草、粳米益胃和中,为使药。诸药合用清热益气,养阴生津。

（十三）精读仲景条文，合理掌握柴胡用量

《伤寒论》中运用柴胡,有大、中、小三种剂量用法:大剂量用柴胡半斤,如小柴胡汤、大柴胡汤、柴胡桂枝干姜汤、柴胡去半夏加栝楼根汤,用柴胡八两;中剂量用柴胡四两,如柴胡桂枝汤、柴胡加龙骨牡蛎汤,以及柴胡加芒硝汤,用柴胡二两十六铢;小剂量中,鳖甲煎丸柴胡用六分,而四逆散中柴胡和其他药物等份,方后云各十分,但作为散剂,捣筛白饮和服方寸匕,说明用量非常小,用量应该不会超过鳖甲煎丸。

1. 仲景使用柴胡的条文摘录

(1)大剂量使用柴胡。小柴胡汤主治的条文中,"往来寒热,胸胁苦满,嘿嘿

不欲饮食,心烦喜呕"(96);"往来寒热,休作有时,嘿嘿不欲饮食"(97);"身热恶风,颈项强,胁下满,手足温而渴者"(99)。

大柴胡汤主治的条文中,"伤寒发热,汗出不解,心中痞硬,呕吐而下利者"(165);"呕不止,心下急,郁郁微烦者"(103);"热结在里,复往来寒热者"(136)。

柴胡桂枝干姜汤主治的条文中,"胸胁满身微结,小便不利,渴而不呕,但头汗出,往来寒热,心烦者"(147)。

据统计,有关小柴胡汤、大柴胡汤、柴胡桂枝干姜汤、柴胡去半夏加栝楼根汤的23个条文,有发热性症状者17条,由上可见,柴胡大剂量主要是用于和解少阳、退热,治疗邪在半表半里,少阳枢机不利,正邪分争进退表里之间,此时柴胡的药势是往外往表,故而用于治疗寒热往来,胸胁苦满而呕。

(2)中剂量使用柴胡。柴胡桂枝汤治"伤寒六七日,发热,微恶寒,肢节烦疼,微呕,心下支结,外证未去者"(167);"发汗多,亡阳谵语者,不可下"(辨发汗后病脉证并治第十七);"治心腹卒中痛者"(腹满寒疝宿食病脉证治第十)。

柴胡加龙骨牡蛎汤治"伤寒八九日,下之,胸满烦惊,小便不利,谵语,一身尽重,不可转侧者"(107)。

据统计,柴胡中等剂量的方剂柴胡桂枝汤、柴胡加龙骨牡蛎汤,以及柴胡加芒硝汤,有3条疼痛症状者,2条或肢节烦疼,或心腹卒中痛,或一身尽重不可转侧者;2条发热症状,或发热,或日晡所发潮热者;呕者2条,或微呕,或胸胁满而呕,谵语,或亡阳谵语,或谵语。由上可见,柴胡中等剂量主要用于和解少阳,泄热止痛,安神,治疗少阳病的兼变证,如合并太阳病,兼里实证等。

(3)小剂量使用柴胡。鳖甲煎丸治"病疟以月一日发,当以十五日愈,设不差,当月尽解;如其不差,当云何?师曰:此结为癥瘕,名曰疟母,急治之,宜鳖甲煎丸"(疟病脉证并治第四·2)。

四逆散治"少阴病,四逆,其人或咳,或悸,或小便不利,或腹中痛,或泄利下重者"(318)。

据统计,柴胡小剂量的方有四逆散、鳖甲煎丸等,柴胡药势则往上走,具有通阳突破之性,用于透邪解郁,疏肝理脾,可治疗胸胁胀闷,手足不温,散结治疗癥瘕,亦可升提阳气,治疗泄利下重。

2. 笔者使用柴胡的用量体会

柴胡性味苦寒,入肝、胆、肺经,具有和解表里、疏肝解郁、升阳举陷的功效,广泛应用于临床中,在上述三个功效中,其用量各不相同。

（1）大剂量使用柴胡。在外感发热及少阳往来寒热疾病的治疗中，柴胡的用量应大，如小柴胡汤、大柴胡汤、柴葛解肌汤，柴胡可用至15～20g，借其柴胡药势升散，可用于治疗高热、寒热往来及不明原因的发热疾病。现代医学中肺炎、脑炎、疟疾、腹膜炎、急性肝炎、慢性肝炎、胆结石、胃炎、肝性脑病、胰腺炎、急性胆囊炎等病症按此进行治疗。

（2）中剂量使用柴胡。在肝气郁结、肝胃不和、肝脾不调、木火刑金、气滞血瘀等疾病的治疗中，柴胡应中等剂量使用，如四逆散、逍遥散、柴胡疏肝散、血府逐瘀汤，柴胡可用至8～10g，借其药势弥散扩展，辛散上下，用于疏肝解郁，止呕宽胸，可治疗胸胁胀痛、满闷不舒、情绪异常、头痛干呕、腹部胀痛、气血不和、月经不调、绝经前后诸证、癥瘕等症。现代医学中肠梗阻、神经官能症、梅尼埃病、帕金森、癫痫、顽固性失眠等病症按此进行治疗。

（3）小剂量使用柴胡。在中气下陷、清阳不升等疾病的治疗中，柴胡应小剂量使用，如补中益气汤、益气聪明汤等方中，柴胡可用至3～6g，借其药势往上走，具有升阳举陷之性，可用于治疗头晕目眩、耳鸣耳聋、脱肛、子宫脱垂、泄利下重、内伤发热等疾病。现代医学中胃溃疡、十二指肠溃疡、乳腺增生、阳痿、肝硬化、肝癌、胃癌等病症按此进行治疗。

二、男科探究

（一）不育症的用药及生活调理

笔者在长期从事男性不育症患者的诊疗过程中积累了一定的经验，现总结如下：

1. 中药治疗男性不育症的适应证

适应证：少精症、弱精症、精液不液化症。

相对适应证：免疫性不育。

不适应证：无精子症。

2. 用药经验

基础方主要是以六味地黄汤、五子衍宗丸、四物汤、二仙汤（二至丸）为主进行加减，常用"六五四二"（阳虚用仙茅、淫羊藿，阴虚用女贞子、旱莲草）；少精子症以补肾精为主，弱精子症以补肾阳为主。多用菟丝子、枸杞子、五味子、车前子、覆盆子、沙苑子等"子"类药物；多用鹿角胶、龟甲胶、阿胶等血肉有情之品。

不育症多责之于脾、肾，肾藏精，主生殖，为先天之本；脾为后天之本，气血生化之源。肾精不足、肾阳亏虚、肾阴亏虚、脾气亏虚均可导致生精功能障碍和精子活力降低，故多用熟地黄、枸杞子、菟丝子、淫羊藿、肉苁蓉、黄芪、党参、苍术等补益脾肾之品。

多用二线温药和凉药，如淫羊藿、巴戟天、败酱草、草薢、女贞子等，对性质过热、过寒如制附子、肉桂、龙胆草、黄连、黄芩等尽可能不用或少用，或短时间应用，中病即止，以免降低精子的活力。如属生殖道感染，抗生素应用也不宜太长。

现代研究表明，不育症患者，睾丸、附睾等组织均有不同程度的微循环障碍，所以不管何种中医证型有无临床瘀症（舌有瘀点、瘀斑，脉细涩）表现，都要适当加入 1～2 味活血化瘀的中药，如当归、丹参、桃仁、红花、赤芍、路路通、王不留行等，以提高疗效。

如不育伴有慢性附睾炎、精囊炎者，在应用抗生素（首选喹诺酮类，如环丙沙星、左氧氟沙星等）的同时，可辨证使用中药。对无证可辨者，以清热解毒、活血通络为大法，选方用药常用金银花、白花蛇舌草、蒲公英、败酱草、路路通、王不留行、穿山甲、川芎等，并加入 1～2 味补肾壮阳的药物如巴戟天、淫羊藿等。

若患有慢性前列腺炎且前列腺液常规检查白细胞在 10 个/HP 以上者，首选喹诺酮类抗生素，同时辨证使用中药。

对精液支原体或衣原体培养阳性者，首选大环内酯类抗生素，如罗红霉素、阿奇霉素等，或根据药敏试验结果选药，对疗效欠佳或衣原体、支原体不能转阴者，可在辨证使用的中药中加入半枝莲、苦参、败酱草、黄芪等。

对因免疫因素所致且无证可辨者，要结合实验室检查，以补肾解毒化瘀为大法选药组方，常用熟地黄、黄精、山药、虎杖、白花蛇舌草、野菊花、三棱、水蛭、丹参等。对伴有精索静脉曲张且又找不到其他导致精子活力下降的原因，原则上应尽早手术，之后再联合益肾通络中药，常用熟地黄、巴戟天、淫羊藿、当归、黄芪、水蛭（研末冲服），可明显提升精子活力，提高受孕率。

3. 生活调理

（1）要做好与患者的思想沟通工作，让患者放下思想包袱，树立信心，以一个良好的心态积极配合治疗，并建议夫妻同治。

（2）要求患者改变不良生活习惯，戒烟、酒，禁辛辣。

（3）选择一个适合自己的运动方式，坚持锻炼，体质肥胖者务必减肥。

（4）对体质较差者，务必让患者加强营养。

（5）治疗期间要顺其自然，做到规律性生活，不要禁欲。

（6）对于从事特种工作，其环境对生精功能有影响的患者，如厨师、放射、电焊工、油漆工等，要让患者脱离这些环境。

（7）勿蒸桑拿，不穿紧身裤，不喝咖啡、可乐，少食芹菜等。

（二）不育症的中医辨证施治

1. 男性不育症的定义

育龄夫妇有规律性生活一年以上，未采用任何避孕措施，女方检查均正常，由于男方因素造成女方无法自然受孕者,称之为男性不育症。中医学文献称之为"不育""无子""绝育""男子艰嗣"等。

2. 病因病机

(1)中医病因

肾藏精,主生殖和发育,肾精盛衰直接决定人体的生殖、生长、发育和衰老。《素问·上古通天论》云:"二八肾气盛,天癸至,精气溢泻,阴阳和,故能有子……七八肝气衰,筋不能动,八八天癸竭,精少,肾脏衰,形体皆极,则齿发去。肾者主水,受五脏六腑之精而藏之,故五脏盛,乃能泻;今五脏皆衰,筋骨解堕,天癸尽矣,故发鬓白,身体重,行步不正,而无子耳。"黄帝又曰:"有其年已老而有子者,何也? 岐伯曰:此其天寿过度,气脉常通,而肾气有余也,此虽有子,男不过八八……而天地之精气皆竭矣。"《素问·六节藏象论》记载"肾者主蛰,封藏之本",说明了男子不育与肾精有关。肾中精气和天癸的强弱,决定了男子的生育功能,并且随着年龄的增长,肾气、天癸渐竭,男子的生育能力也会随之丧失。东汉末年张仲景的《伤寒论》认为精气亏虚、"精气清冷"可患无子。隋代巢元方、唐代王冰、明代万全等医家均有"五不男"和先天不足导致不育的记载。

此外,生殖之精与五脏之精密切相关,故五脏协调,精气充盛,藏泻有度,气化适宜,是维持生殖功能的重要因素。若五脏失调,精气衰少,气化障碍,均能导致不育。故不育症除与肾关系密切外,还与心、肝、脾等脏腑有关。而七情、六淫、痰滞等病因也可导致肾封藏功能失调而致不育。

男性不育的病因分别包括:先天因素、房劳过度、饮食不节、七情所伤、感受外邪、久病劳倦、外伤所致等因素。

病因分虚实两类,虚证多由肾中阳气不足、肾中阴精亏损,或脾胃虚弱、气血乏源、血不化精所致;实证多由肝气郁结、湿热蕴结、痰瘀阻滞精道所致。

现代医学认为,睾丸是精子发生的重要器官。凡是造成睾丸缺陷或发育不良以及输精管道不畅的因素都可导致不育。常见的原因有:隐睾、精索静脉曲张、输精管道堵塞、内分泌功能异常、感染、精液异常、男性性功能障碍、免疫性因素等。

(2)中医病机

男性不育的病机比较复杂,有虚、实、寒、热、痰、瘀、郁之不同,肾气不足,阴精不化则精亏而不育;脾虚健运失司,精微不生而不育;肝郁气滞,疏泄失职,气血失调而不育;心火上炎,心肾不交,相火扰精而不育;痰浊内停,阻遏经络而不育;瘀血阻滞,精道不通而不育。总之不育以脏腑虚损为本,湿热瘀滞为标,然临床上不论虚实因素,其病机均会导致肾精亏虚或精道不通而不育。

3. 辨证分型

肾阴亏虚:精液量少,精子数少,液化不良,畸形精子较多等;伴腰膝酸软,五心烦热,潮热盗汗,咽燥口干,形体消瘦,面色潮红,早泄遗精,性欲强、阳强易举,舌红少苔,脉细数。

治则:滋阴降火益精。

方药:六味地黄汤加减。

处方:熟地黄,山药,山茱萸,牡丹皮,茯苓,泽泻,菟丝子,沙苑子,枸杞子,龟甲胶,当归,赤芍等。

肾阳不足:精液清冷,精子稀少,成活率低,活动力弱,睾丸较小而质软;伴畏寒肢冷,大便溏,小便清长,精神萎靡,腰膝酸软,性欲减退,阴茎痿软不举,舌淡,苔薄白,脉沉细或沉迟无力。

治则:温肾壮阳、滋肾助精。

方药:右归丸加减。

处方:熟地黄,山药,山茱萸,鹿角胶,杜仲,枸杞子,淫羊藿,仙茅,当归,黄芪,巴戟天等。

肾精亏损:精液量少,且精液清稀;伴腰膝酸软,神疲肢倦,性功能减退,健忘恍惚,头晕耳鸣,舌淡苔薄,脉细。

治则:补肾填精。

方药:五子衍宗丸加减。

处方:菟丝子,枸杞子,车前子,覆盆子,五味子,熟地黄,山茱萸,当归,黄精,红景天,龟甲胶等。

肝气郁结:精液黏滞、精子活动力下降;伴胁肋胀痛,睾丸坠胀疼痛,脘痞腹胀,恶心嗳气,精神抑郁,烦躁易怒,时时太息,舌淡红,苔薄白,脉弦。

治则:疏肝理气。

方药:柴胡疏肝散加减。

处方:柴胡,白芍,枳实,甘草,香附子,陈皮,郁金,当归,川楝子,菟丝子,沙苑子等。

痰湿内阻:精液稠厚,液化不良,死精子较多;伴脘腹痞闷,肢体困重,头胀眩晕,四肢无力,食少纳呆,形体肥胖,尿白浊或淋漓不尽,口黏痰多,腰坠胀且痛,舌淡,苔白腻或白滑,脉濡缓或细缓。

治则:祛痰化湿。

方药:二陈汤加减。

处方:陈皮,半夏,茯苓,甘草,香附,苍术,当归,赤芍,党参,黄芪,山药等。

湿热下注:精液黏稠,量多,色黄,味臭,常规检查多见脓细胞增多;伴小便短赤,阴囊湿痒,口干而苦,睾丸及耻骨附近憋胀不适,舌红、苔黄腻,脉滑数。

治则:清热利湿,通精开窍。

方药:龙胆泻肝汤加减。

处方:龙胆草,栀子,黄芩,柴胡,生地黄,车前子,泽泻,当归,败酱草,赤芍,红花等。

气滞血瘀:精子偏少,或无精子,或睾丸发育不良,或畸形精子多;伴少腹隐痛,睾丸坠胀疼痛,胸胁胀满,烦躁易怒,阳痿或不射精,舌质暗红,边尖有瘀斑,苔薄白或少津,脉涩。

治则:疏肝理气、活血祛瘀。

方药:血府逐瘀汤加减。

处方:当归,生地黄,桃仁,红花,赤芍,枳壳,牛膝,川芎,柴胡,沙苑子,枸杞子等。

脾虚湿盛:精液量多,精子偏少,精子活动力下降等;伴食少纳呆,体倦乏力,大便溏,胸脘痞闷,面色萎黄无华,形体胖,舌淡胖,边有齿印,苔薄白,脉细弱或濡。

治则:健脾和胃、益精通窍。

方药:参苓白术散加减。

处方:党参,白术,茯苓,甘草,路路通,薏苡仁,石菖蒲,菟丝子,车前子等。

4.诊断标准

精液由精子和精浆组成。精浆为精囊、前列腺和尿道球腺等产生的分泌物,精液的数量和质量的异常都会影响生育。

(1)正常精子应同时具备:

精子密度≥20×10^6/ml;

a级精子活力≥25%或a级+b级精子活力≥50%;

精子形态≥30%正常精子形态。

或:

精子密度≥15×10^6/ml;

总活力(PR + NR)≥40% 或前向运动(PR)≥32%;

精子形态≥4% 正常精子形态。

(2)正常精浆应同时具备:

精液量≥1.5~2.0ml;

颜色和黏稠度都正常;

pH:7.2~7.8;

生化检查正常;

白细胞 $<1 \times 10^6/ml$;

精液培养阴性,细菌计数 1 000/ml;

精液液化时间:<40 分钟;

10% 活动精子有精子抗体包裹。

(3)精液不液化症。精液不液化是精液迟迟不液化,始终呈胶冻状或团块状。在检验中精液排到体外后立即放入 37℃ 的浴温箱中,若 60 分钟不液化或 60 分钟仍含有不液化的凝块,就认为是精液不液化症。

(4)少精子症。少精子症在不育症门诊患者中占大多数。若精液中的精子量少于 $20 \times 10^6/ml$(或 $15 \times 10^6/ml$),其受孕率明显降低,则称少精子症。

(5)弱精子症。连续 3 次精液常规检查精子数量正常或偏少,但精子活动力在二级以下,a 级精子活力小于 25% 或 a 级 +b 级小于 50%(或总活力(PR + NR)小于 40% 或前向运动(PR)小于 32%;),排除其他性器官疾病者,称特发性弱精子症。

(6)死精子症。死精子症系精液中的精子绝大多数死亡,精子成活率小于 30%(或 4%),通过成活率染色法检查,不动精子中死精子数率百分数远远超过精子数的百分数。精子功能上的成熟需要充足的氧气和营养物进行代谢,当其附属性腺及精道感染时,可诱发精子活动减少、不活动以至死亡。

(7)无精子症。无精子症为精液连续 3 次离心沉渣涂片检查均未发现精子,称为无精子症。临床上分为三类:先天性,后天性和阻塞性。

（三）经方治疗慢性前列腺炎的体会

1. 定义

慢性前列腺炎（CP）是指前列腺在病原体或某些非感染因素作用下，患者出现以盆腔区域疼痛或不适、排尿异常等症状为特征的疾病。慢性前列腺炎一直是困扰泌尿男科医师的常见疾病，对患者的身心健康造成严重影响。

2. 分类

前列腺炎分为以下几类：

Ⅰ型：急性细菌性前列腺炎（ABP）；Ⅱ型：慢性细菌性前列腺炎（CBP）；Ⅲ型：慢性前列腺炎/慢性盆腔疼痛综合征（CP/CPPS），该型又分为3A（炎症性CPPS）和3B型（非炎症性CPPS）两种亚型，即3A患者的前列腺液（EPS）或精液中白细胞数量升高，3B型患者的前列腺液或精液中白细胞在正常范围；Ⅴ型：无症状性前列腺炎（AIP），无主观症状，仅在有关前列腺方面的检查（前列腺液、精液、前列腺组织活检及前列腺切除标本的病理检查等）时发现炎症证据。

前列腺炎常见的类型主要是2型、3A型和3B型。Ⅳ型前列腺炎由于缺乏明显症状而少有就诊者。

3. 临床症状

患者表现为不同程度的下尿路症状，如尿频、尿急、尿痛、尿不尽、尿道灼热感；于晨起、尿末或排便时尿道有少量白色分泌物流出；会阴部、外生殖器区、下腹部、耻骨区、腰骶及肛周坠胀疼痛不适；还可有排尿等待、排尿无力、尿线变细、尿分叉或中断及排尿时间延长等。部分患者还可出现头晕、乏力、记忆力减退、性功能异常、射精不适或疼痛和精神抑郁、焦虑等症状。

本病属于中医学"精浊""淋证""白浊"等范畴。本病多因嗜食膏粱厚味、辛辣炙热之品，或饮酒太过，损伤脾胃，脾失健运，酿成湿热，循经下注；或性事不洁，湿毒之邪内侵，蕴集精宫；或欲念不节，相火旺动，所欲不随，忍精不泄而致败精流溢；或感受寒湿之邪，厥阴经气凝滞，气血运行不畅，瘀久化热，与湿搏结精室；或热淋治疗不彻底，湿热余毒未清；或禀赋不足，劳累过度，或久病伤及脾肾，脾虚则湿浊难化，肾虚则精室不能闭藏，精元失守而为病。

4. 经方应用

长期的临床实践表明,中西医结合治疗本病具有明显优势,特别是经方具有广阔的发展前景。

(1)桂枝茯苓丸。《金匮要略·妇人妊娠病脉证并治第二十》云:"妇人宿有癥病,经断未及三月,而得漏下不止,胎动在脐上者,为癥痼害,……所以血不止者,其癥不去故也,当下其癥,桂枝茯苓丸主之。"

药物组成:桂枝、茯苓、赤芍、牡丹皮、桃仁。

作用:活血化瘀,消癥散结。

药理分析:抗炎作用,解除腺管的梗阻;降低血液黏稠度,降低纤维蛋白原浓度;扩张血管、抗血小板聚集、改善微循环;抗氧化作用、抗自由基;调节内分泌;调节免疫功能,提高机体的免疫力。

临床应用:Ⅰ型、Ⅱ型前列腺炎,白细胞升高。

瘀热蕴结——桂枝茯苓丸合五味消毒饮;

湿热夹瘀——桂枝茯苓丸合大黄牡丹皮汤;

湿热瘀阻、阳气不振——桂枝茯苓丸合薏苡附子败酱散;

下腹部坠痛(气虚)——桂枝茯苓丸合补中益气汤;

下腹部胀痛(气滞)——桂枝茯苓丸合四逆散;

下腹部刺痛(血瘀)——桂枝茯苓丸合失笑散;

阳虚血瘀(患者怕冷,萎靡乏力,阳痿,舌质暗淡,苔薄白)——桂枝茯苓丸合麻黄附子细辛汤。

(2)柴胡加龙骨牡蛎汤。《伤寒论》第107条曰:"伤寒八九日,下之,胸满、烦、惊,小便不利,谵语,一身尽重,不可转侧者,柴胡加龙骨牡蛎汤主之。"

药物组成:柴胡、半夏、人参、黄芩、生姜、大枣、桂枝、茯苓、龙骨、牡蛎、大黄、铅丹(琥珀)。

作用:和解少阳、重镇安神。

药理分析:抗抑郁,抗焦虑,抗疲劳,健脑安神,增加抗应激能力,增强性功能。

临床应用:慢性前列腺炎往往有病前性格改变,且有明显的心理因素影响,且病情迁延不愈,尿意不尽,尿后余沥不净,性功能明显减退或消失,严重者出现神经衰弱,失眠多梦,情绪低落,当属"胸满烦惊"的范畴;患者性功能低下、疲劳乏力当属"小便不利,一身尽重"范畴。故用柴胡加龙骨牡蛎汤有效。

慢性前列腺炎抑郁、焦虑——本方加菖蒲、郁金、远志;

慢性疲劳综合征——本方加黄芪、山药；

慢性盆腔疼痛综合征——本方加延胡索、川楝子；

遗尿、尿失禁——本方加益智仁、桑螵蛸；

遗精——本方加五味子、鸡内金、黄柏、砂仁；

早泄——本方加知柏地黄丸；

失眠——本方加酸枣仁汤；

耳鸣——本方加磁石、石菖蒲；

性功能障碍——本方加麻黄附子细辛汤、淫羊藿等；

慢性前列腺炎多汗——本方加玉屏风散、浮小麦、麻黄根。

（3）栝楼瞿麦丸。《金匮要略·消渴小便不利淋病脉证并治第十三》云："小便不利者，有水气，其人若渴，栝楼瞿麦丸主之。"

药物组成：栝楼根、茯苓、薯蓣、附子、瞿麦。

作用：温肾利水、生津润燥。

药理分析：该方寒温并用，通补合施，组方精妙，炮附子为君，温通下焦阳气，使离照当空而阴霾尽散；瞿麦、茯苓为臣，清利下焦湿热；天花粉、山药为佐，滋阴润燥。诸药共用适于下寒上燥之小便不利证。

临床应用：可用于小便不利，尿频、尿急、尿痛、尿灼热，口渴喜饮，少腹冷，腰以下水肿，舌淡，苔薄黄，脉沉细等症。

感染——本方加败酱草、红藤、龙胆草等；

尿路梗阻——本方加水蛭、桃仁等；

神经功能异常——本方加当归、桂枝等；

心理因素——本方加合欢皮、柴胡、郁金等。

此外，根据慢性前列腺炎的不同病症分别用小柴胡汤、四逆散、黄芪桂枝五物汤、肾气丸、黄连阿胶汤、薏苡附子败酱散、乌头赤石脂丸、当归贝母苦参汤等进行治疗，充分体现了经方"但见一症便是、不必细俱"及同病异治的效果。

（四）经方治疗前列腺增生症的体会

1. 定义

前列腺增生症又称前列腺肥大,是指肥大或增生的前列腺压迫后尿道及膀胱颈部,导致以尿路梗阻、尿潴留为主要临床特征的综合征。

是老年男性常见病之一,其发病与老年性激素平衡失调、长期反复发作的前列腺局部炎症以及营养代谢紊乱等因素有关。

根据前列腺增生的临床特征,其属于中医学"癃闭"范畴。

2. 病因病机

脏腑虚损。年老体弱,久病体虚,房劳过度,导致肾阳衰微,肾气不充,膀胱失于温煦,气化不及而小便不通。或素体阴虚,或久病及肾,热病真阴暗耗以致肾阴亏损,虚火自炎,无阴则阳无以化,水液不能下注膀胱,导致小便短涩。或劳倦所困,损伤脾胃,中气下陷,清气不升,浊阴不降而致小便难以排出而成癃闭。

情志失调。喜怒不节,肝失疏泄,或病久瘀血内阻等致气滞血瘀,日久则癥积渐成,水道受阻,小便通而不爽,甚则尿窍闭而点滴不出。

感受外邪。外感风寒,郁久化热;或外感风热、燥热之邪,致肺热壅滞,失其治节,肃降失常,不能通调水道而排尿困难。

饮食不节。嗜食肥甘厚味或辛辣之品,损伤脾胃,湿蕴化热,膀胱气化不利,而致小便不通。

3. 临床表现

排尿困难,尿不畅,小便点滴而出,尿后余沥,排尿不尽,夜尿增加。主要并发症为急性尿潴留、尿路感染、肾积水及肾功能不全。

4. 经方应用

（1）五苓散。《伤寒论》71 条云:"太阳病,发汗后,大汗出,胃中干,烦躁不得眠,欲得饮水者,少少与饮之,令胃气和则愈。若脉浮,小便不利,微热消渴者,五苓散主之。"

药物组成:猪苓、泽泻、白术、茯苓、桂枝。

作用:利水渗湿、温阳化气。

药理分析:五苓散为太阳蓄水证之专方,具有温阳化气利水之功。可用于前列腺增生所致膀胱气化不利之小便不畅等排尿障碍证。

临床应用:应用时可用五苓散加黄芪、桃仁、赤芍等药;若伴见腰膝酸冷、四肢不温等肾阳虚症状,则可加附子、肉桂等温肾通阳之品;若病情发展到太阳膀胱蓄血证出现的时期,则应和抵当汤加减。

(2)桃核承气汤。《伤寒论》106 条云:"太阳病不解,热结膀胱,其人如狂,血自下,下者愈。其外不解者,尚未可攻,当先解其外;外解已,但少腹急结者,乃可攻之,宜桃核承气汤。"

药物组成:桃仁、大黄、桂枝、甘草、芒硝。

作用:破血逐瘀。

药理分析:桃仁活血破瘀,大黄逐瘀泻热,二者合用瘀热并治;桂枝通阳化气,还可助桃仁通行血脉;芒硝软坚散结;甘草护胃和中;诸药共奏逐瘀软坚、通利水道之功。

临床应用:可治疗膀胱瘀热证,兼见腹部胀满,大便干结,舌底脉络迂曲紫暗等,临床可加茯苓、赤芍、车前子、泽泻、穿山甲等,以清热利湿,祛瘀通淋。

(3)肾气丸。肾气丸方在《金匮要略》中先后出现五次,从条文分析,显然知道肾气丸主治膀胱气化功能失调所致小便不利、尿潴留、尿失禁、水肿等病症,肾气指的是肾之腑膀胱气化功能,而不是指肾之本脏。《素问·灵兰秘典论》曰:"膀胱者,州都之官,津液藏焉,气化则能出矣。"

药物组成:附子、肉桂、熟地黄、山药、山茱萸、牡丹皮、茯苓、泽泻。

作用:温补肾阳。

药理分析:肾为先天之本,主持调节人体水液代谢,膀胱的气化功能取决于肾气的盛衰,肾气有助于膀胱气化津液和主宰膀胱开合以约束尿液的作用。老年男性易患此病的原因在于人到老年以后肾气自衰,阳气不足,气不摄纳。治病必求本,肾气丸补益肾气,温补肾阳。肾气得补,膀胱自强,证不复见。

临床应用:小便不利或不通,伴有腰以下冷感,腰膝无力,舌质淡,脉虚弱等症。

此外,真武汤、猪苓汤也分别用于中老年前列腺增生由于阳气渐衰、气化不利、水湿停滞之小便困难及水热互结、膀胱气化不行之小便不利证。

（五）经方治疗睾丸炎的体会

1.定义

急性睾丸炎系各种致病因素引起的睾丸炎性病变,为男科常见疾病,可分为急性非特异性和特异性两种。根据急性睾丸炎的临床特征,属于中医学"子痈"范畴。

2.临床表现

表现为突然发作的一侧或两侧睾丸肿大、疼痛。轻者仅有不舒,重者痛如刀割,行动站立时加重,阴囊红肿灼热,皮肤紧绷光亮,疼痛可沿输精管放射至下腹至腰背部。伴有恶寒发热或寒热往来,恶心呕吐、口苦口渴、尿短赤、便秘等症状。触摸睾丸肿大,质地硬,痛而拒按。

3.病因病机

多由于湿热流注,肝经风热,肝肾亏虚,气血瘀滞所致。

4.经方应用

(1)大承气汤。伤寒论有30个以上条文。

药物组成:大黄四两(酒洗),厚朴半斤(炙,去皮),枳实五枚(炙),芒消三合。上四味,以水一斗,先煮二物,取五升,去滓,内大黄,更煮取二升,去滓,内芒消,更上微火一两沸,分温再服。得下,余勿服。

作用:清胃泻火,通腑泻热,破血消瘀。

临床应用:对于急性睾丸炎出现睾丸红肿热痛,伴有烦热口渴,大便不通,小便红赤,舌质红,苔黄燥,脉弦滑。治宜用大承气汤加减,加金银花、蒲公英、败酱草、白虎汤等加强清热解毒之力。

(2)四逆散。《伤寒论》318条云:"少阴病,四逆,其人或咳,或悸,或小便不利,或腹中痛,或泻利下重者,四逆散主之。"

药物组成:柴胡、白芍、枳实、甘草。

作用:透邪解郁、疏肝理脾。

临床应用:睾丸胀痛,伴胁肋、脘腹疼痛,脉弦等。可加香附、郁金、川楝子、川芎等以加强行气止痛之力。

（六）经方治疗勃起功能障碍的体会

1. 定义

勃起功能障碍（erectile dysfunction，ED）是指性交时阴茎不能勃起，或虽勃起但不坚，或勃起不能维持，以致不能完成性交全过程的一种病症。中医学称之为阳痿，也有称"阴痿""阴器不用"者。

ED 是男科最常见的性功能障碍之一，尽管其并不是一种危及生命的疾病，但与患者的生活质量、性伴侣关系、家庭稳定密切相关，更是许多躯体疾病的早期预警信号。

2. 临床分类及病机

（1）ED 的分类。西医学根据发病原因分为器质性阳痿和非器质性阳痿两种，器质性阳痿主要包括血管病变、神经源性、内分泌性、炎症性、药物影响及各器官系统病变；非器质性阳痿通常是由于潜在性和突发性精神因素所导致的功能性阳痿。其患病率随年龄的增长而增高。

（2）中医证型分类。基本病机：最基本的病理变化是肝郁、肾虚、湿热、血瘀。其中肝郁是主要病理特点，湿热是疾病的起始，肾虚是主要病理趋势，血瘀是最终病理结局，而且四者有机联系，互为因果，共同作用。

根据临床观察，当今社会特别是中青年男性，肾阳不振、肝气不疏、宗筋失养是导致阳痿发生的主要病机。

辨证分型：ED 的临床证型较多，辨证实多虚少。检索 ED 证型相关文献，按照出现频次由高到低排列依次为肝气郁结、命门火衰、肝经湿热、气滞血瘀，复合证型可见肝肾阴虚、心脾两虚、惊恐伤肾、肾虚血瘀、肝郁肾虚等。但最常见的证型为肝郁肾虚。

3. 经方应用

（1）麻黄细辛附子汤。《伤寒论》301 条曰："少阴病，始得之，反发热脉沉者，麻黄细辛附子汤主之。"主治太阳、少阴两感证，是温经通阳之剂，后世医家引用此方治疗男科疾病每获奇效。

药物组成：麻黄、附子、细辛。

作用:温经通阳。

药理分析:方中麻黄散寒邪、通气血,发越太阳之风寒;附子性大热,温通十二经;细辛温经达表,有助于阳气的振奋;全方又有中医"伟哥"之称。

现代药理研究麻黄细辛附子汤具有抗炎、镇痛、抗变态反应、调节机体免疫力、提高男性性功能的作用。

临床应用:多加疏肝解郁、温补肾阳、滋补阳明之品,如蜈蚣、柴胡、淫羊藿、巴戟天、石斛、葛根等。

阳痿偏肾阳虚——加右归丸;

偏肝郁——加逍遥散;

偏脾虚——加理中汤;

偏血瘀——加桂枝茯苓丸;

偏阴虚——加石斛、葛根、熟地黄、枸杞子等。

(2)四逆散。四逆散出自《伤寒论》318条,可使邪祛郁开,气血调畅,用于男科,不论寒热虚实,皆可随症加减运用。

药物组成:柴胡、白芍、枳实、甘草。

作用:运转枢机,透达阳气。

药理分析:性欲之起,阴茎之用,精液之化,与肝之疏泄密切相关;病理上,肝气郁结,肝经湿热,寒凝肝脉,均可导致肝之疏泄失司,气血运行受阻,阴器不用,而致男科诸疾。

方中柴胡疏肝解郁,枳实宽中理气,芍药、甘草调理肝脾,令土木得和而气机流畅,善治肝脾失调,情志抑郁,肝气郁滞所致的"因郁致痿"证。

临床应用:多加温补肾阳之品,如巴戟天、淫羊藿、蜈蚣、白蒺藜等。

(3)温经汤。《金匮要略·妇人杂病脉证并治第二十二》曰:"问曰:妇人年五十所,病下利数十日不止,暮即发热,少腹里急,腹满,手掌烦热,唇口干燥,何也?师曰:此病属带下。何以故?曾经半产,瘀血在少腹不去。何以知之?其证唇口干燥,故知之,当以温经汤主之。"

药物组成:

吴茱萸,当归,川芎,芍药,人参,桂枝,阿胶,牡丹皮,生姜,甘草,半夏,麦冬。

作用:温经散寒,祛瘀养血。

药理分析:方中桂枝、吴茱萸温经行血,当归、川芎、白芍、行血祛瘀;牡丹皮凉血祛瘀,善清血中伏热;麦冬、阿胶滋阴清热,润燥养血,还利于久瘀之血的排出;人参、甘草益气摄血,且甘草与阿胶配伍,又可止血补血;特别是半夏辛开苦降,使胃气行有助于化瘀;佐以少量生姜鼓舞胃气,辛散以布津液。

温经汤主治冲任虚寒、瘀血阻滞所致的各种月经不调及妇人久不受孕,为寒热并用、通补兼施之剂,多用于妇科疾病。但众药配伍,使其温而不燥,通而不猛,补而不滞,祛瘀不伤正,适应于虚寒瘀血久滞,以虚寒为本,以实热为标,寒热错杂之多种病症,包括男科之勃起功能障碍、不育证等疾病。

临床应用:适用于虚实寒热错杂,以肾阳虚为主的阳痿证,多加淫羊藿、仙茅、巴戟天等。

（七）糖尿病性阳痿的中医诊疗

糖尿病是一种慢性全身进行性内分泌代谢疾病。由于体内胰岛素的相对或绝对不足,形成持续性的高血糖,导致一些组织器官代谢异常。若男性胰岛素分泌不足,可引起其勃起功能障碍及形态改变,属于中医"消渴""阳痿"范畴。

1. 历代医家认识

几千年前中医学就对"消渴"和"阳痿"病有了认识,并积累了丰富的临床经验。糖尿病属中医学"消渴"病范畴,《素问·阴阳别论》说:"二阳结谓之消。"消即消渴、消瘅之意,言消渴其胃与大肠有结热,并首次论述了糖尿病的并发症。《丹溪治法心要·消渴》说:"消渴之症,乃三焦受病也,……上焦者肺也,多饮水而少食,大小便如常,或云小便清利,其燥在下焦也,治以祛湿润燥;中焦者,胃也:渴多饮水,而小便赤黄,宜下至不饮而愈;下消者,肾也,小便浊淋如膏之状,宜养血而肃清,分其清浊而自愈。"不仅指出消渴的病因、证型,而且指出了他脏的并发症,其治疗亦不同。《医学入门万病衡要·三消症》曰:"口渴饮水多,饥虚瘅成为消中是也。治法:人虚宜补中,渴甚白虎加人参、川连、生地。下消者,肾也。治法:六味地黄丸、八味丸、二冬、泽泻、五味、熟地"中医学对糖尿病阳痿最早的论述为《外台秘要·卷十二》记载:"消渴有三……消肾乃渴不多饮,但腿肿、脚先瘦,阴萎软。"在《外台秘要·消渴消中》则说:"房劳过度,致肾气虚耗,下焦生热,热则肾燥,肾燥则渴。"则更指明了房劳过度、肾气虚耗是消渴病的主要原因之一。在宋代《太平圣惠方·三消论》中记载:"夫三消者,一名消渴,二名消中,三名消肾……消肾则唇口干燥,精液自溢,不饮而利。"金元时期各医家均对消渴病做不同的论述,但共同特点是"消渴之为病,肾虚之中,阴虚为常,火衰为变",为后世消渴病的正确辨证论治奠定了理论基础,至明代《景岳全书》中明确提出了"阴消"病名,并对阴消症进行了系统的论述。故从有关古典医籍分析,糖尿病"下消"可出现腰酸膝软、夜尿频多、阳痿不举等症状,此与现代医学"糖尿病性阴茎勃起功能障碍"不谋而合。

2. 病理改变

糖尿病患者发生性功能障碍常常由多因素造成。

(1)心理性改变。在糖尿病阳痿中有 25% ~ 35% 属于心理性阳痿,部分患者有明显的情绪抑郁,且这种改变先于阳痿的发生。另一部分患者则在阳痿中有心理因素成分,使原先并不严重的阳痿逐渐加重。

(2)神经性改变。糖尿病患者神经病变十分广泛,可累及中枢神经系统和周围神经系统,与生殖器官有关的神经组织受损是导致阳痿的重要原因之一。

(3)血管病变。糖尿病的血管损害包括大血管改变和小血管改变,阴部大血管硬化及阴茎微血管改变,甚则微血管闭塞,也是糖尿病性阳痿的重要原因之一。

3. 病因病机

与阳痿不同,糖尿病性阴茎勃起功能障碍以肾之阴阳皆损为其本,既有阳痿不举、畏寒肢冷、腰酸膝软、夜尿频多等肾阳虚症状,又有头晕、耳鸣、手足心热、盗汗、失眠、口咽干燥、舌红少苔等肾阴虚表现。中医认为糖尿病发病之根本为肾之阴精亏虚,日久则阴损及阳,致肾阳不足,命门火衰,阳事不兴,痿软而不起。另外久病入络,可致气血运行不畅而出现瘀血阻于下焦,阴茎脉络失养,气血不能充盈而出现勃起无力之证。因此糖尿病性阴茎勃起功能障碍中医主要病机为元阳虚损,肾精亏虚,瘀血阻络,则宗筋失养,阳事不举,而致阳痿。

4. 辨证论治

(1)肾阳不足证。症状:阳痿阴冷,性欲降低,精薄精冷,头晕耳鸣,面色㿠白,精神萎靡,腰膝酸软,畏寒肢冷,短气乏力,舌淡胖润,或有齿痕,脉沉细尺弱。

治则:温补肾阳。

方药:右归丸加减。

处方:熟地黄,山药,山茱萸,附子,肉桂,鹿角胶,枸杞子,菟丝子,韭菜子,当归,杜仲,巴戟天,淫羊藿,仙茅等。

(2)肾阴亏虚证。症状:勃起不坚,坚而不硬,腰膝酸软,疲乏无力,口干多饮,头晕健忘,遗精早泄,五心烦热,舌质淡红,脉细无力。

治则:补肾填精。

方药:左归丸加减。

　　处方:熟地黄,山药,山茱萸,黄精,龟板胶,鹿角胶,菟丝子,天花粉,石斛,葛根,当归,牡丹皮等。

(3)心脾两虚证。症状:阳痿不举,精神不振,心悸气短,乏力自汗,形瘦神疲,夜寐不安,胃纳不佳,面色不华,舌质淡,脉沉细。

治则:补益心脾。

方药:归脾汤加减。

　　处方:黄芪,人参,白术,当归,茯苓,砂仁,扁豆,山药,五味子,当归,九香虫等。

(4)湿热下注证。症状:阳痿茎软,阴囊潮湿,臊臭或痒痛,下肢酸困,小便短赤,舌苔黄腻,脉濡数。

治则:清热利湿。

方药:八正散加减。

　　处方:车前子,滑石,萹蓄,通草,大黄,瞿麦,栀子,萆薢,薏苡仁,茯苓等。

(5)肝郁气滞证。症状:阳痿失用,情志抑郁或易激动,失眠多梦,腰膝酸软,舌暗苔白,脉沉弦细。

治则:疏肝理气,兼以活血。

方药:四逆散加减。

　　处方:柴胡,白芍,枳实,甘草,川芎,蜈蚣,白蒺藜,合欢皮,当归,丹参等。

（八）男科常用药对

　　药对是指两味药的配伍应用,是历代医家经过临床验证,把配伍后疗效更佳的药物固定下来而形成的,是中药配伍中最小的固定单位。在临床应用中具有较强的针对性、灵活性和适应性。在配伍应用中,或同气相求,相辅相成;或异性相制,相反相成;运用时若能圆融活变,可获事半功倍之效。男科常用药中也有诸多药对配合使用。

1. 虫类药物

桑螵蛸—九香虫。桑螵蛸系补肾助阳,固精涩带,缩尿止遗之要药。九香虫能理气止痛,温肾助阳。两药散敛并投,共奏温肾助阳、涩精止遗之功。适用于肾阳不足导致遗尿,溲频,脾肾亏虚之带下、遗精、早泄、阳痿等症。

露蜂房—雄蚕蛹。露蜂房攻毒杀虫,祛风止痛。是调节内分泌和滋补强身的常用药。雄蚕蛹具有补肝益肾,益精助阳之功。两药合用,可增强补益肝肾、壮阳生精等功效,用于治疗弱精、少精、阳痿、遗精、白浊等症。

水蛭—穿山甲。水蛭活血化瘀,通经破滞。善趋下焦,走血分而攻瘀,精道、尿道之瘀血败精唯本品可剔除之。穿山甲功专活血通络、散结止痛、调经下乳。两药合用攻坚逐瘀,善治气血瘀滞前列腺增生、精道瘀滞等症。

蜈蚣—全蝎。蜈蚣、全蝎均有熄风止痉,攻毒散结,通络止痛之功。蜈蚣"走窜之力最速,内而脏腑,外而经络,凡气血凝聚之处皆能开之。"为疏达肝脉、祛瘀通络之要药。对情志不舒,长期忧郁,肝失条达,疏泄失常致宗筋失养引起阳痿有显著的疗效;少量全蝎配合应用可助蜈蚣通络止痛,临床用于肝郁气滞所致阳痿、精道郁阻不射精及前列腺增生等症。

地龙—土鳖虫。地龙清热定惊,解毒通络,平喘利尿。善清热结而利水道,且能通行经络;地鳖虫活血散瘀,消癥破坚,疗伤定痛。性善走窜,活血消肿止痛,为伤科要药。两药合用善逐瘀血,通利水道,消肿止痛,用于治疗慢性前列腺炎所致湿热瘀滞之小便不利及前列腺痛、睾丸、疝气疼痛等病。

蟋蟀—蝼蛄。蟋蟀与蝼蛄均具有利水通淋消肿的作用,专治尿闭、石淋、水肿与臌胀。两药合用,寒热并施,功效相济,加强了利水通淋消肿之功。临证中常将此药对用于治疗前列腺增生引起的排尿不畅以及尿潴留等症。

2. 植物类药物

萆薢—菟丝子。萆薢善利湿而分清去浊,菟丝子补肾益精。两药合用补肾祛浊,补泻兼施,化湿不伤阴,益肾无留邪,可用于肾虚湿浊之前列腺炎及男性不育症。

蒲公英—陈葫芦。蒲公英清热解毒,消肿散结,利湿通淋;陈葫芦味淡气薄,专利水道而消肿,并可利湿。用蒲公英对陈葫芦治疗前列腺增生症,利水除湿消肿,中正平和无耗气伤阴之弊。

石菖蒲—生牡蛎。石菖蒲辛温芳香;牡蛎重镇安神,软坚散结。合用能逐除湿浊,开通精道以治疗滴白、尿浊等精室、尿道疾病。

怀山药—怀牛膝。怀山药补脾养胃、生津益肺、补肾涩精,能脾肾双补;怀牛膝活血补肝肾,引药直达病所。两者合用,既补益脾肾,又活血益肝,无论男科之虚实,皆可使用。

广木香—公丁香。木香行气止痛,健脾消食,既为行气止痛之要药,又为健脾消食之佳品;丁香温中降逆,散寒止痛,温肾助阳。用广木香对公丁香治疗男科诸证,健脾温中,散寒止痛,可免长期用药苦寒伤阳败胃之弊。

续断—桑葚子。续断补益肝肾、强筋健骨、止血安胎、疗伤续折,用治肾阳不足、下元虚冷之阳痿不举、遗精滑泄、遗尿尿频等症;桑葚子滋阴补血、生津润燥。续断和桑葚子之药对,乃寒温并用,阴阳双补,药性不燥不烈。以之用于肝肾不足之精液异常、性功能障碍等症,颇有良效。

生黄芪—天花粉。黄芪健脾补中,益卫固表,利尿,为补中益气要药;天花粉清热泻火,生津止渴。两者并用,寒温互助,外内兼顾,可广泛用于糖尿病气阴两虚所致的勃起功能障碍。

白蔹—白及。白蔹清热解毒,消痈散结,敛疮生肌;白及收敛止血,消肿生肌。二白合用,一清邪火,二收欲火,有散有收,治疗早泄。

乌梅—甘草。乌梅能敛虚火而救津液;甘草以益脾气而生津液。两药相伍,一酸一甘,酸甘化阴,有较强的生津止渴之功。另外,两者都具有促腺体分泌作用,徐福松教授以此药对为主药,创立酸甘化阴汤、乌梅甘草汤,治疗精液不液化症,常有立竿见影之效。

金樱子—芡实。金樱子善收敛固脱,为补肾秘气、摄精止遗之品;芡实最能益肾敛精、固涩下元。以此药对为主药创立"加味水陆二仙丹",治疗遗精、尿频及尿后余沥,往往收到奇效。

昆布—海藻。昆布及海藻,同为咸寒之品,皆有软坚散结、清热消痰之功。历代均视此二药为治疗瘿瘤瘰疬之要药。然借其软坚散结、通窍利水之功可治疗前列腺增生伴尿潴留等症。

（九）《医学衷中参西录》阳痿论治方法

1. 勃起的脏腑、经络学机制

阴茎勃起，并非一脏一腑之功，需五脏共参，气血齐至，方能达到"怒、大、坚、热"的理想状态。

阴茎勃起，由"心神"启动，以"肾阴""肝血""脾精"为物质基础，以"肾阳""肝气""肺气""心气"为动力。

与足阳明、足太阴、足少阴、足厥阴经及冲任督三脉皆有结构和功能的联系。

2. 勃起功能障碍的病因病机

（1）病因。劳伤久病。先天不足或恣情纵欲，房事过度，均可造成精气虚损或命门火衰；或久病劳伤，损及脾胃，气血化源不足，宗筋失养而致阳痿。

七情失调。忧思郁怒，肝失疏泄，宗筋无聚；或过于思虑，损伤心脾，气血亏虚，宗筋失养；或孤独惊恐，伤及心肾，气机逆乱，或气滞血瘀，气血不达宗筋均可出现阳痿。

饮食不节。过食醇酒炙煿，损伤脾胃，运化失常，聚湿生热，蕴郁下焦；或湿聚成痰，经络阻止，宗筋失养，发为阳痿。

外邪侵袭。湿热外邪，下注宗筋或寒湿之邪，遏阻阳气，导致阳痿。

（2）病机。阳痿病因虽多，其基本病机为肝肾心脾受损，气血阴阳亏虚，宗筋失养；或肝郁湿阻，经络失常而致阳痿。

阳痿病理性质有虚实之分，且多虚实相兼。命门火衰、心脾两虚、惊恐伤肾、肺气不宣多属虚；肝气郁滞、外感湿邪、痰凝血瘀多为实；病变过程因实致虚、虚实兼夹并不少见。

3. 勃起功能障碍的治法

（1）从脏腑论治。

1）从肾论治——古今论治阳痿经典之法。

"阳痿……火衰者十据九八，而火盛者仅有之耳"

"凡男子阳痿不起，多由命门火衰，精气虚冷"——《景岳全书》

明清以前，临床医家多从肾阳虚论治阳痿，施法投药多着重于温肾壮阳，代表方:赞育丹。

处方:巴戟天,肉桂,淫羊藿,韭菜子,熟地黄,山药,山茱萸,枸杞子,当归等。

2)从肾阴论治。现代人阴虚体质更加明显,阴虚火旺较以往任何时候都严重,阳痿之人也有肾阴虚所致者,此类阳痿当以滋阴为主,代表方:左归丸。

处方:熟地黄,山药,山茱萸,当归,菟丝子,龟甲胶,鹿角胶,川牛膝等。

对肾阴虚和肾阳虚的患者,往往阴阳双补,即所谓"善补阳者,必于阴中求阳,则阳得阴助而生化无穷;善补阴者,必于阳中求阴,则阴得阳升而泉源不竭"。

2)从肝论治。肝主宗筋聚结于阴器,肝气行于宗筋,气至则血至,阴茎则勃起刚劲,宗筋和其他筋脉一样都受肝血濡养,故治疗阳痿时当重在调肝,把握好疏肝郁和补肝血两个治疗重点。疏肝选方以柴胡疏肝散酌加丹参、红花、川芎等活血之品。补肝选用沈氏达郁饮加当归、白芍、枸杞子等,取其理气养血,刚柔并济,消补兼施,以治疗"罢极之本"之阳痿。

3)从心论治。心者,情欲之施府,只有神志安定,心神愉悦才能精力旺盛,促使情欲萌动。

因心失所养而致痿者,多因惊恐伤及心神,此类阳痿应从安心神、养心血、交心肾入手,一般施以启阳娱心丹、安神定志丸加减。

处方:人参,当归,白芍,远志,茯神,龙齿,石菖蒲,砂仁,酸枣仁,菟丝子,白术,神曲,郁金等。

4)从脾胃论治。"治痿者,独取阳明"——《素问·痿论》

宗筋聚于阳明,阳明主润宗筋,脾胃为后天之本,水谷之海,若脾胃病生,气血生化之源不足,宗筋因失养而导致阳痿。

脾虚气陷证——补中益气汤加减。

处方:人参,黄芪,白术,升麻,柴胡,当归,甘草,陈皮等。

脾胃阳虚证——理中汤加减。

处方:人参,白术,干姜,甘草,砂仁,山药,细辛等。

湿困脾胃证——平胃散加减。

处方:苍术,厚朴,薏苡仁,陈皮,白豆蔻,川芎,茯苓等。

胃阴不足者——益胃汤加减。

处方:麦冬,半夏,玄参,粳米,石斛,葛根,甘草,扁豆等。

5)从肺论治。肺朝百脉,主一身之气,肺气宣肃有序,百脉畅通,则宗筋气血充盈,若宣肃失司,则宗筋气血不充,勃起不能。

从肺论治阳痿时应着重于恢复肺之宣发输布功能,具体应用时应补肺气以强宗筋,开肺气以通下焦,宣肺气以宣肝郁。代表方:麻黄汤、补肺汤加减。

处方:麻黄,桂枝,杏仁,甘草,熟地黄,五味子,桑白皮,黄芪,细辛等。

(2)从邪实论治

当今社会,由于生活方式、工作环境、饮食结构的改变,阳痿的病因病机也向实证转化。现代男性多食肥甘厚腻或辛辣炙热,或嗜烟酗酒,阳痿之病因也多表现为湿热、瘀血、痰浊等。

1)从湿论治。"有湿热为患者,宗筋必施纵而不举。"——《临证指南医案·阳痿》

治疗此类阳痿,当清利湿热,畅通阳道。代表方:萆薢分清饮加减。

处方:萆薢,薏苡仁,车前子,白蔻仁,石菖蒲,黄柏,地龙,蜈蚣等。

2)从痰浊论治。"百病皆因痰作祟"。临床上遇到高脂血症导致阳痿的患者应从痰论治,方法得当即可取得良好疗效。此类阳痿,因"痰"而起,当围绕"痰"而治,热痰清化之,寒痰温化之气郁者,兼以行气;气虚者兼以益气;血瘀者兼以化瘀,年老体弱者兼以温阳。基础方:导痰汤加减。

处方:陈皮,半夏,茯苓,甘草,枳实,竹茹,胆南星,僵蚕,地龙,干姜,黄连,白术,丹参等。

3)从瘀论治。"人有坠堕,恶血留内,腹中满胀,不得前后,先饮利药,盖跌仆则血妄行,每有瘀滞精窍,真阳之气难大阴茎,势遂不举。"——《阳痿论》

器质性原因(动脉粥样硬化、糖尿病、前列腺疼痛)导致的阳痿,应考虑从瘀论治,以活血祛瘀为大法,根据病证施以血府逐瘀汤、少腹逐瘀汤,或复元活血汤类,对于病程日久的患者,根据"久病必瘀"的理论,应在辨证论治基础上酌加活血通络之品,以疏条阳道,如当归、桃仁、红花、赤芍、蜈蚣、地龙、丹参、柴胡、牛膝、小茴香、郁金、川芎等。

4)从郁论治。"忧郁太过,多致阳痿。"——《景岳全书》

"有失志之人,抑郁伤肝,肝失条达,肝木不能疏达,亦致阴痿不起"。

——《杂病源流犀烛》

"因郁致痿"的患者,多因压力、焦虑、悲伤、抑郁、夫妻感情不和等因素所致,从郁论治阳痿,应从心、肝入手,以疏肝解郁、娱心兴阳为法,药物治疗配合心理疏导,针对病因,循循诱导,因势利导,因人而异,夫妻同治。代表方:四逆散加减。

处方:柴胡,白芍,枳实,郁金,淫羊藿,蜈蚣,蜂房,沙苑子,白蒺藜等。

三、名师典范

（一）贾金铭教授治疗慢性前列腺炎学术经验

贾金铭教授是我国著名的中西医结合泌尿男科专家,对男性泌尿生殖系统疾病有丰富的诊治经验和独到的见解,特别是采用中西医结合的方法诊治慢性前列腺炎疗效显著。现将其有关慢性前列腺炎的学术观点和治疗经验简介如下:

1. 慎重诊断

贾金铭教授认为,目前慢性前列腺炎的诊断标准尚不完善,缺乏能够用以确诊的特异性指标,例如,ⅢB型前列腺炎尚无可靠的诊断方法和标准。对慢性前列腺炎的诊断要特别慎重,宁缺毋滥,不要轻易给患者尤其是青年患者做出慢性前列腺炎的诊断,以免造成其长期的精神压力。对一些症状轻微的青年患者,尤其是未婚患者,往往告之以"前列腺充血",而不轻易下"前列腺炎"的诊断结论。同时,不可忽视对疾病的深入诊查,以免造成一些更为严重疾病的漏诊,如膀胱癌、睾丸癌、附睾炎、精索静脉曲张、肛门直肠疾病等。因此,对可疑患者应当进行全面的检查,除直肠指诊、尿细菌培养、前列腺按摩液检查和细菌培养等常规检查外,其他细致的体格检查如B超、X线、膀胱镜加活体组织检查、尿动力学检查、相关专科检查等也应视情况选择,在排除了以上疾病之后,再考虑慢性前列腺炎的可能。

2. 分析病因

贾金铭教授指出,慢性前列腺炎的发病有解剖学原因和一些具体的诱因,临床上要对此有充分的认识。

解剖学原因:前列腺位于膀胱、尿道和射精管的交汇处,犹如一个"三岔路口",精液、尿液均由此通过;前列腺的腺管细长,不利于分泌液的引流。这些特殊的解剖特点是发生前列腺炎的解剖学原因。

诱因：

（1）后尿道反复、持续的压力增高。如长时间憋尿、过度用力排尿、过度排精、尿道外括约肌痉挛以及由于尿道狭窄、包茎等造成的尿道压力增高等，可导致尿液向前列腺腺管反流，引发炎症。

（2）长期、反复的前列腺充血。如频繁的性冲动、酗酒、过食辛辣、久坐压迫会阴部、长时间憋尿等会加重前列腺炎症状。

（3）过度紧张的心理和情绪。如学习、工作或生活处于高度紧张状态，导致交感神经过度兴奋，也易诱发前列腺炎。

针对不同诱因，经治医生可采用不同的、高度个体化的临床诊疗方案，指导患者去除诱因，以利于疾病的治疗和预防。

3. 辨证结合辨病

前列腺炎属于中医"淋证""白浊"范畴。

慢性前列腺炎的基本病理变化为湿热毒邪蕴结下焦，肾与膀胱气化不利，肝郁气滞，瘀血阻络。病位在肾与膀胱。

湿热毒邪为病之标，脾肾亏虚为病之本，气滞血瘀贯穿于疾病的全过程。常见的证型为湿热下注型、肝郁气滞型、气滞血瘀型、寒凝肝脉型、脾肾亏虚型。在辨病的基础上进行辨证，实现病证同治，增加疗效。

4. 宏观辨证结合微观辨证

宏观辨证是指通过望、闻、问、切得出的症状和体征进行分析、判断证型的过程；微观辨证是指结合肛门局部指检、前列腺液镜检、前列腺液细菌培养等进行分析辨别的过程。宏观辨证与微观辨证有机结合，对疾病的认识更有针对性。

5. 综合治疗

（1）对症治疗。慢性前列腺炎以慢性盆腔疼痛和排尿异常为两个主要的症状，抓住这两个症状进行对症治疗，就能取得较好的临床疗效。

1）疼痛症状

炎性疼痛：消炎止痛，清热解毒；

肌肉痉挛：解痉止痛，理气解痉；

紧张焦虑：镇静止痛，安神定志；

血流不畅、血瘀：活血止痛，活血化瘀。

常用当归、赤芍、白芍、甘草、延胡索、乌药、小茴香、橘核、荔枝核、乳香、没药等，配合黄柏、半边莲等药，给药途径除口服外，还有中药灌肠、中药坐浴、中药敷脐等方法。中药灌肠、坐浴以清热解毒、活血利湿为法，常用药物有黄连、黄柏、败酱草、土茯苓、山豆根、丹参、泽兰、川牛膝、猪苓、石韦等,也可配合针灸治疗,常能迅速缓解会阴部、腰骶部的疼痛。也可配合西药消炎痛栓进行止痛。以上方法可以单独使用或联合使用。不主张盲目地使用抗生素,只有在有尿道感染史、前列腺液培养有明确的致病菌时,才选用敏感的抗生素进行治疗。

2)排尿异常。强调做相应的检查,如尿液常规、尿液细菌培养、B超、尿动力学等,以排除梗阻、神经源性因素以及其他的原因。通过辨证施治,采用清热通淋或温阳化气等治则治疗,常用药物有山豆根、石韦、土茯苓、猪苓、益智仁、桂枝、乌药等。明显排尿不畅者,酌加黄连、半边莲等以清热祛湿解毒,还可配合西药特拉唑嗪、托特罗定、黄酮哌酯等口服;尿道灼热感明显、尿酸含量增高者,可配合别嘌呤醇治疗,待症状缓解后,再逐渐减少西药剂量,直至完全停用西药,维持中药治疗。

3)过分紧张、焦虑。对于出现精神情志异常、焦虑、抑郁症状明显的患者,贾金铭教授主张除了做好开导解释工作外,还要充分发挥中医学宣导气机、调畅情志的特长,采用疏肝理气或镇静安神的治则治法,如柴胡、郁金等,也可配合路优泰,多获良效。

(2)辨证治疗

1)湿热下注型。宏观辨证:以尿频、尿急、尿痛、尿道灼热、滴白、舌红苔腻为主症。

微观辨证:肛门指检前列腺腺体质地肿大,压痛明显,液量较多,前列腺液磷脂小体减少,白细胞增多或有成堆的脓球。前列腺液多可培养出致病菌,此型多为Ⅱ型前列腺炎。

治则:清热利湿,兼行气活血。

方药:八正散或萆薢分清饮加减。

处方:萹蓄,瞿麦,苍术,川楝子,白芷,滑石,黄柏,败酱草。

2)气滞血瘀型。宏观辨证:小便滴沥涩痛,会阴部刺痛明显,痛引睾丸或阴茎,下腹部酸痛、压迫、沉重感,有滴白现象,舌紫或有瘀斑。

微观辨证:肛门指检前列腺腺体硬,液体不易排出,前列腺液磷脂小体减少,白细胞增多,前列腺液多可培养出致病菌。

治则:活血化瘀,行气止痛。

方药:前列腺汤加减。

处方:丹参,赤芍,泽兰,桃仁,红花,王不留行,青皮,白芷,小茴香,川楝子,制没药,蒲公英,败酱草。

3）肝郁气滞型。宏观辨证:小便涩滞、淋漓不畅,胁腹满闷,或见会阴部及小腹部胀痛、窜痛,急躁易怒,情绪不宁,舌暗红,苔薄白,脉沉弦。

微观辨证:肛门指检前列腺腺体质地偏硬,无压痛,前列腺液镜检多正常。

治则:疏肝解郁,宁心安神。

方药:柴胡加龙骨牡蛎汤加减。

处方:柴胡,黄芩,炒桂枝,炒白芍,郁金,煅龙骨,煅牡蛎。

4）脾肾亏虚型。宏观辨证:证见腰膝酸软,头晕目眩,失眠健忘,性功能障碍,脘腹胀闷、不思饮食,大便溏泻,尿末滴白,舌红少苔,脉细弱。

微观辨证:肛门指检前列腺腺体质地松软,液体量少,不易按出。

治则:温补脾肾,利湿化浊。

方药:参苓白术散合济生肾气丸加减。

处方:党参,白术,茯苓,山药,扁豆,砂仁,薏苡仁,附子,肉桂,熟地黄,山茱萸,牡丹皮,泽泻等。

若出现肾阴虚者,宜滋补肝肾,清泄相火,方选知柏地黄汤加减。

5）寒凝肝脉型。宏观辨证:小便频数、浑浊不清,尿后滴白,会阴、小腹、睾丸及腰骶等部位冷痛不适,伴有局部沉重感,舌淡苔白,脉弦紧。

微观辨证:肛门指检前列腺腺体大小多正常,质地偏软,前列腺液镜检白细胞增多,磷脂小体减少,前列腺液大多未培养出致病菌。

治则:暖肝散寒,行气止痛。

方药:暖肝煎加减。

处方:当归,枸杞子,小茴香,肉桂,乌药,沉香,茯苓,生姜。

（3）以通为用

在治疗中不论是否存在瘀血,均可酌加当归、赤芍、路路通、桂枝等活血化瘀、通阳化气之品,自始至终应使前列腺导管以通为用,并进行适当的性生活排精。

（4）其他疗法

配合理疗、纳肛、灌肠、坐浴等外用治法;放松心情,保持良好的精神状态;清淡饮食,禁食辛辣刺激食物,脱离高温环境,多饮水、少憋尿、勤排尿,养成良好的生活习惯;不宜长期久坐,避免过度劳累,做好自我康复。

6. 药理研究

充分发挥中西医结合的优势,探讨总结中药的药理成分,增加治疗的针对性。

具有减少充血、瘀血,改善微循环作用的中药:黄柏、黄连、半边莲、知母、三七、莪术、赤芍。

具有解痉止痛作用的中药:当归、白芍、乌药、延胡索、石菖蒲。

具有增加锌含量的中药:炒白术、黄芪、牡蛎、当归、淫羊藿。

具有胶原物质降解作用的中药:莪术、生薏苡仁、土贝母、地龙。

具有抗组胺作用的中药:细辛、前胡、桔梗、柴胡、桑寄生、黄芪、黄连、淫羊藿、天麻、甘草、鱼腥草。

具有抑制 5 - 羟色胺作用的中药:人参、丹参、香附、柴胡、黄连、月见草、王不留行等。

对 PGE 有影响的中药:降低或抑制作用的有大黄、丹参、甘草、生姜、当归、女贞子、王不留行等;产生或升高作用的有月见草、白果、虎杖、天花粉、五加皮、葛根等。

对抗组织内毒素的中药:三七、大黄、大青叶、白果等。

具有增强体液免疫作用的中药:人参、白术、白芍、枸杞子、黄芪、五味子、淫羊藿、天花粉、鹿茸、肉桂等。

具有增强细胞免疫作用的中药:人参、大青叶、大黄、山药、山楂、白术、白芍、黄芪、淫羊藿、附子、阿胶、枸杞子、甘草(对网状内皮系统有激活作用)等。

具有抗病毒作用的中药:人参、大青叶、大黄、白茅根、甘草、黄芪、牡丹皮、柴胡、黄连、黄芪、虎杖、菊花、苦参、贯众、茵陈等。

具有抗真菌作用的中药:贯众、细辛、黄连、黄芪、黄柏、莪术、大青叶、大黄、虎杖、白芷、升麻、连翘、茵陈等。

具有抗菌作用的中药:黄芪(广谱抗菌)、黄连(抑菌、防止耐药)、连翘(抗金葡菌作用最强,未见耐药)、石决明(较强的抑菌作用)、肉桂(抗厌氧菌效果好)、五倍子(有杀灭绿脓杆菌的作用)、金银花(广谱抗菌作用,与青霉素合用可加强对耐药金葡菌的抗菌作用)等。

抑制或诱导白细胞介素 1(IL - 1)产生的中药:白芍、当归、川芎、地黄、黄芪、商陆、漏芦、甘草、丹参(有双向调节作用)、龙胆泻肝丸中七味药均有抑制IL - 1产生的作用。

影响白细胞介素 2(IL - 2)的中药:人参、黄芪、党参、茯苓、枸杞子、白术、淫羊藿、水蛭、三七以及补中益气汤、右归饮等。

影响白细胞介素 6(IL - 6)的中药:补气养血药如人参、黄芪、当归、熟地黄等;活血化瘀药如丹参,可活化单核/巨噬细胞产生 IL - 6,并抑制内毒素诱导的

IL-6 的分泌量;清热解毒药如龙胆草、栀子等可降低 IL-6 的水平。

影响白细胞介素 8(IL-8)的中药:黄连、黄柏对 IL-8 有抑制作用。

慢性前列腺炎病因复杂,病程较长,中西医结合治疗潜力较大。

（二）徐福松教授男科治疗经验总结

徐福松教授是现代中医男科的鼻祖,他勤求古训,创新立法,概括了中医男科的理论体系,创立了诸多行之有效的治法妙方,撰著了许多后辈传颂的精华名篇。

1. 确立了男科四大纲要

"腺、性、精、育"是徐福松教授集数十年之中医男科诊疗经验,在古今理论与临床研究基础上,借鉴妇科四大主症分类法,融西医学男子生殖系解剖、生理、病理、诊断学基础和中医阴阳五行、脏腑经络、四诊八纲、整体观念、审症求因、辨证论治于一体,由博返约,总结提炼出来的男科理论体系,将之作为男科疾病谱的四要大纲,指出男科总的研究范围和方向,有执简驭繁、纲举目张之妙。性功能(性)、生殖功能(育)的解剖、生理、病理学基础是主性腺和副性腺(腺),生殖功能又是腺、性加上精液(精)的复合体,腺、性、精、育四大主证基此而确立。它们既互相区别,又互相联系,其中腺是基础,性是外象,精是物质,育是结果,四者存之与共,缺一不可。

2. 辨证施治有章可循

徐福松教授认为男科病的病理特点之一是正虚邪恋、虚实夹杂,故常用扶正祛邪、消补兼施法施治,使消中有补不会克伐正气、补中有消勿虑留滞邪气;强调男科病的辨证以全身和局部相结合,诊断以宏观和微观相结合,治疗以辨证和辨病相结合;指出男科病大凡病发于肝、膀胱、心者以实证居多,病发于肾、脾、肺者以虚证居多,故确立男科病的内治法则是实则以治肝、治膀胱、治心为主,虚则以治肾、治脾、治肺为主;用酸甘化阴法治疗慢性前列腺炎、前列腺增生、精液不液化症等;当今男人多郁症,心理障碍者司空见惯,给予药物治疗的同时,尤注重心理疏导,并要求患者配偶合作,以获得益彰之效。同时致力于男科疾病的诊疗规范研究,指导制定了类前列腺炎综合征、慢性前列腺炎、前列腺增生症、阳痿、精囊炎等疾病的诊断疗效标准或诊疗常规,对规范和提高中医诊治男科疾病起到了积极的促进作用。

3. 对男性不育症治疗主次有别

精浆异常和精子异常,以精子异常为主;精子数量与质量异常,以精子质量异常为主;精子质量(形态)与精子自身免疫,以精子自身免疫为主。

4. 立法遣药具有针对性

(1)补肾填精法。用于睾丸偏小松软、性功能减退、伴腰膝酸软、神疲乏力、面色少华、脉细者,常用自制验方聚精汤,基本药物为:熟地黄、黄精、首乌、枸杞子、紫河车、沙苑子、五味子、茯苓、薏苡仁、淫羊藿、续断、牡蛎、当归等。

(2)滋阴降火法。用于死精症、畸精症、少精症、弱精症、精液不液化症、高密度精子症、免疫性不育症等,伴形瘦体薄、夜盗汗、红绛舌、光剥花苔者,以知柏地黄丸合五子衍宗丸为宜。常用药物为:知母、黄柏、生地黄、山药、山茱萸、菟丝子、枸杞子、覆盆子等。

(3)脾肾双补法。用于少精症、弱精症、精液不液化症者,常用方为水陆二仙丹(丸)。常用药物为:黄芪、党参、苍术、熟地黄、山药、菟丝子、金樱子、芡实等。

(4)清热利湿法。用于无精子症、少精症、死精症、畸精症、精液不液化症、精液量过多、高密度精子症、免疫性不育症等精液精子异常者,用自创萆菟汤灵活变通治之。基本药物为:粉萆薢、菟丝子、枸杞子、沙苑子、续断、车前子、泽泻、牡蛎、山药、丹参、黄柏、石菖蒲等。

(5)豁痰祛瘀法。用于无精子症、精液不液化症以及高密度精子症等精液异常,用加减红白皂龙汤治之。主要药物为:红花、白毛夏枯草、皂角刺、干地龙、泽兰、泽泻、车前子等。

(6)疏肝通结法。用于无精子症、畸精症、死精症等,以逍遥丸加减治疗。

(7)酸甘生津法。用于精液不液化症、精子密度过高等,用自创验方乌梅甘草汤治疗。

(8)肺肾同治法。用于少精症、弱精症、免疫性不育症、无精子症等精液异常,用苍耳子散合玉屏风散加减治疗。

5. 性腺炎症类不育症,主张标本同治

慢性前列腺炎所致者,治以补肾固精、分清渗浊法,用萆薢分清饮合菟丝子丸加减。

慢性精囊炎所致者,治以滋阴降火、凉血止血法,药用二至丸合大补阴丸加

味。

慢性附睾炎所致者,治以疏泄厥阴、补益中气法,用枸橘汤合补中益气汤加减治疗,宜兼顾标本虚实,用药忌妄投苦寒温热,护理须有利生精养精。

附睾结核所致者,治以养阴清热、化痰散结法,用二海地黄汤(六味地黄汤加海藻、昆布)加减,另服五味龙虎散(参三七、血竭、土鳖虫、蜈蚣、全蝎等份,研末)。

腮腺炎性睾丸炎后遗睾丸萎缩所致者,治以滋养肝肾、清解余邪法,用归芍地黄汤加减,另吞紫河车粉。

6. 发皇古义,创制男科新方

徐福松教授治疗男科病,善以古方化裁创立新方,独创协定处方一百余首,现简列以习之。

草菟汤补肾导湿。将草薢分清饮合菟丝子丸化裁创立,用于治疗阳痿、早泄、遗精、精液黏稠不化、脓精症、畸形精子症、慢性前列腺炎、血精、男性免疫性不育、精索静脉曲张、前列腺增生症等辨证相似之疾患。

处方:粉草薢,菟丝子,枸杞子,沙苑子,续断,车前子,泽泻,牡蛎,山药,丹参,黄柏,石菖蒲等。

枸橘汤加味治疗睾丸炎、附睾炎、附睾结节、睾丸鞘膜积液、精索静脉曲张等睾系疾病。

处方:枸橘,川楝子,赤芍,泽泻,延胡索,茯苓,柴胡,青皮,陈皮,甘草等。

四妙丸合水陆二仙丹加减清泄补涩治疗早泄。

处方:苍术,黄柏,薏苡仁,牛膝,金樱子,芡实等。

男转阴 1 号方(生地黄、泽泻、牡丹皮、茯苓、知母、生龟板、车前子、沙苑子、赤芍、蒲黄炭)、3 号方(干地黄、怀山药、川牛膝、怀牛膝、车前子、桃仁、赤芍、白芍、金钱草、泽泻、六一散、半枝莲)分别治疗血浆抗精子抗体阳性、精浆抗精子抗体阳性。

前列腺 1 号(金银花藤、紫花地丁、露蜂房、枸杞子、续断、怀山药、巴戟天、怀牛膝、公丁香、五味子、炙远志、酸枣仁)、2 号方(丹参、红花、炙乳香、炙没药、泽兰、赤芍、川楝子、香附、王不留行、小茴香)、3 号方(延胡索、川楝子、青皮、陈皮、枳实、香附、龙胆草、当归、小茴香)和酸甘化阴汤(五味子、白芍、乌梅、天花粉、黄精、制首乌、海藻、昆布)加减分别治疗湿热、瘀血、肝郁、肾虚型慢性前列腺炎。

创起痿 1 号方(蜈蚣、广木香、露蜂房、枸杞子、续断、怀山药、巴戟天、怀牛膝、公丁香、五味子、炙远志、酸枣仁)、二地鳖甲煎(生地黄、熟地黄、沙苑子、茯苓、枸杞子、巴戟天、生鳖甲、龟板、牡丹皮、丹参、白芷、杜仲、桑寄生)、熟地二香汤(熟地黄、山茱萸、制香附、小茴香)、起痿壮阳汤(太子参、黄芪、干地黄、枸杞子、仙茅、淫羊藿、沙苑子、韭子、锁阳、当归、僵蚕、九香虫)、起痿 3 号方(怀山药、山茱萸、茯苓、枸杞子、沙苑子、楮实子、金樱子、女贞子、怀牛膝、淫羊藿、巴戟天、小茴香、荔枝核、韭子、僵蚕)加减分别治疗肝郁不疏、阴虚火旺、命门火衰、脾肾两虚阳痿、肾虚肝郁证,其效显著。

7. 崇尚专病专药

用龟甲板、紫河车、脐带、鹿角等血肉有情之品治疗男子精少不育,取"精不足者补之以味";用紫石英、龟甲板等治疗功能性不射精,以利精关之开阖。用乌梅、甘草之酸甘化阴治疗精液不液化;用地黄、芍药、当归、川芎之引精归血治疗梦遗、滑精;用石菖蒲之清热化湿、开通精道、疏畅精液引药归经治疗因湿热下注引起的前列腺疾病、早泄、逆行射精、不射精等射精障碍;用续断、穿山甲治阴茎、附睾结节;用生麦芽、益母草、怀山药治男性尿末滴白;用牡蛎、菟丝子、椿根皮、续断等治男人精病,即"男女同源"之理;用莲须、木瓜、桑螵蛸、白蔹治成人遗精早泄,即溺窍、精窍异路同门之意。

8. 以"禾苗理论"倡"阴虚致痿"观

自明代著名医家张景岳提出"命门火衰论"以来,中医临床多从肾阳虚认识阳痿的病因,治疗多以温肾补阳为主。徐福松教授认为,肾中阴精亏虚可导致ED,认为滋补肾阴是 ED 的治疗大法。徐福松教授以"天人相应"的中医整体观提出著名的"禾苗理论",提出"阴虚致痿"的学术观点,并创立验方"二地鳖甲煎",阴助阳以兴,阳得阴而举,阳痿之症可愈。现代医学糖尿病所致 ED,多遵从"禾苗理论"而治疗。临床上在滋补肾阴的同时,也可滋补阳明,徐福松教授善用葛根、石斛,既应"禾苗"之说,又合"诸痿皆属阳明"之论。

9. 前列腺增生倡导虚瘀并重

(1)命名。前列腺增生症从症状学来看可以归属于"癃闭",从触诊上应归属于"癥瘕"和"积聚"。中医结合现代医学的解剖知识,依照前列腺分泌前列腺液的生理功能,把它与男性内生殖系统称为"精室""精窍"等,称之为"精癃"更接近前列腺增生的实质。

(2)病因病机。《素问·上古天真论》云:"……五八,肾气衰,发堕齿槁。六八,阳气衰竭于上,面焦,发鬓颁白。七八,肝气衰,筋不能动,八八天癸竭,精少,肾脏衰,形体皆极,则齿发去……"《素问·阴阳应象大论》云:"年四十,而阴气自半也,……年六十,阳痿,气大衰,九窍不利。"这说明随着年龄的增长,人体肾气由盛渐衰。肾气虚是人体衰老的必然趋势,肾气虚则膀胱气化失司,小便不利,点滴难出;气虚不摄,则尿频、尿急,气虚则排尿乏力、排尿困难。前列腺增生病程较长,多为久病,"久病必有瘀""怪病必有瘀"。或因气虚或气滞致气不行血或寒凝血脉,血行不畅。由于血的运行受阻而瘀滞于血脉中,或血溢离脉道之外而留阻于体内某处,所以血瘀证以血行不畅和瘀阻于局部为特征。《医林改错》云"结块者必有形之血也",即增大腺体为瘀阻所致。然瘀阻之人多有气虚,运血无力,导致壅滞更甚,这与我们临床所见前列腺增生患者舌质多淡暗或紫暗、苔厚腻或薄腻、脉多沉涩或迟弱相符。肾虚气弱、蓄血瘀结、膀胱气化失司形成虚瘀互结,肾气虚与血瘀并重导致"癃闭""癥瘕"的发生。

（3）治法。根据气虚血瘀并重、虚实夹杂的病机特点,徐福松教授选择以益气活血中药为主的治疗原则。既重视局部的调整,又兼顾全身功能的调节,体现了中医的整体观念。重用黄芪,有补中益气、升清降浊及推动血行之功;少佐肉桂,启动肾中真阳,以助膀胱气化功能,且肉桂又有通利血脉的作用,可协助活血药以祛瘀;常选用桃仁、莪术、大黄、夏枯草、益母草等活血药,以期缩小前列腺体积,改善排尿困难的静力性因素;选土茯苓清热利湿,北豆根苦寒,助土茯苓以清解膀胱之热,对症治疗排尿症状。既遵循中医辨证而立法选药,又结合现代药理学研究的新成果。活血化瘀、软坚散结而不伤正,益气补肾而不留邪,通畅三焦,使肺、脾、肾、膀胱功能正常,以达到标本同治的目标。

徐福松教授学验俱丰,上述诊疗经验对男科后生取之不尽、用之不竭。

（三）领悟孙光荣教授尊古创新的学术思想

孙光荣教授是著名中医药大家,是国医大师,更是我等师从的前辈。在学术思想上,孙光荣教授遵古而不泥古,在《伤寒论》《金匮要略》古方的基础上,结合自己多年的临证经验,创制了以"中和"为核心的医学流派。其中孙老师九首"和方"为中和派之精髓,准确阐释了"中和"学术思想的深刻内涵。其组方的基本原则:遵经方之旨,不泥经方用药;谨守病机,以平为期;补气活血,保护正气,改善体内血液循环。所创方剂均以经方为内涵,借经方之"和"意,创己之流派,通过补、泻、清、温、开、收、通、降、调中等治法,达到阴阳平衡之目的,在此基础上,着意调补人体正气,九首"和"方均添加生晒参或党参、生北芪、紫丹参等补气活血之品,体现了"中和"和"扶正祛邪"的精华。

1. 扶正祛邪中和汤

以经方小柴胡汤为核心加减化裁,药物组成:生晒参、生北芪、紫丹参、北柴胡、川郁金、制香附、法半夏、广陈皮、淡黄芩、大枣、生姜片、生甘草。具有和解少阳、益气活血的作用,适用于持续低热,寒热往来,心烦胸满,呕吐,口苦,萎靡不振,不思饮食,舌质红,苔黄或腻,脉弦细或弦滑等症。"伤寒五六日,中风,往来寒热,胸胁苦满,嘿嘿不欲饮食,心烦喜呕,或胸中烦而不呕,或渴,或腹中痛,或胁下痞硬,或心下悸、小便不利,或不渴、身有微热,或咳者,小柴胡汤主之",小柴胡汤为仲景和解少阳之代表方,孙教授在此基础上加生北芪、紫丹参、川郁金、制香附、广陈皮等旨在增加扶正活血、疏肝解郁之效,广泛应用于急慢性胆囊炎、不明原因发热、厌食症、急性肝损伤等病。

2. 健中和胃汤

以经方小建中汤为基础,药物组成:太子参、生北芪、紫丹参、川桂枝、杭白芍、广橘络、炒白术、大枣、生姜片、鲜饴糖、生甘草。具有益气活血、健脾和胃的作用。适用于心悸,手足烦热,腹痛喜按,小便自利或频数,舌质红或淡紫,苔白或白腻,脉虚细且涩等症。"虚劳里急,悸,衄,腹中痛,梦失精,四肢酸痛,手足烦热,咽干口燥,小建中汤主之",小建中汤具有建中缓急、平调阴阳之功,多用于脾胃虚弱、脘腹里急疼痛之症。建中和胃汤在小建中汤基础上加太子参、生北芪、紫丹参、广橘络、炒白术,意在增加益气活血、健脾和胃的功效,广泛应用于胃溃疡、慢性胃炎、妇人痛经、癌症后期等疾病。

3. 安神定志汤

以甘麦大枣汤化裁而来,药物组成:西党参、生北芪、紫丹参、干小麦、大枣、生甘草、云茯神、炒酸枣仁、川郁金、灯心草。具有益气活血、养心柔肝、安神开郁的作用。适用于精神恍惚,五心烦热,潮热,呵欠,出虚汗,悲伤欲哭,失眠多梦,言行异常,舌质淡红,苔白薄,或苔少,脉细数或无力且涩等症。"妇人脏躁,喜悲伤欲哭,像如神灵所作,数欠伸,甘麦大枣汤主之",甘麦大枣汤具有补脾养心、缓急止躁的功效,主要用于妇人脏躁。安神定志汤在甘麦大枣汤的基础上加西党参、生北芪、紫丹参、云茯神、炒酸枣仁、川郁金、灯心草以增加益气活血、柔肝开郁、养心安神的作用,主要应用于狂躁症、抑郁症、更年期综合征等病的治疗及身心疾病的调理。

4. 益气温中汤

来源于理中丸,药物组成:生晒参、生北芪、紫丹参、炮干姜、上肉桂、炙甘草、炒白术、炒六曲、谷麦芽。具有益气活血、温中散寒、健脾开胃的作用。适用于身形瘦弱,面色萎黄或苍白,四肢倦怠,手足不温,心下有振水声,畏寒怕冷,喜呕喜唾,不思饮食,大便溏稀,舌质淡薄,有齿痕,舌苔薄白或花剥,脉沉细或结代等症。"大病瘥后,喜唾,久不了了,胸上有寒,当以丸药温之,宜理中丸""霍乱,头痛,发热,身疼痛,热多欲饮水者,五苓散主之;寒多不用水者,理中丸主之",理中丸具有温中祛寒、补气健脾的作用,可用于脾胃虚寒所致脘腹缓痛,呕吐便溏,畏寒肢冷等症。益气温中汤在理中丸的基础上加生北芪、紫丹参、上肉桂、炒六曲、谷麦芽等药,增其益气活血、健中开胃之功,可应用于慢性胃肠炎、胸痹、妊娠恶阻、慢性结肠炎、小儿慢惊、肿瘤后期等疾病的调治。

5. 化痰降逆汤

基础方为射干麻黄汤,药物组成:西洋参、生北芪、紫丹参、炙麻黄、北细辛、生姜片、漂射干、清紫菀、款冬花、法半夏、五味子、大枣。具有益气活血、发散风寒、降逆定喘的作用。适用于咳喘不已,呼吸短促,痰鸣如蛙,痰白而稀,舌质暗红,苔白或白腻,脉弦大或滑数等症。"咳而上气,喉中水鸡声,射干麻黄汤主之",射干麻黄汤具有宣肺散寒、降逆化饮之效,主治痰饮郁结、气逆喘咳证。化痰降逆汤在射干麻黄汤基础上加西洋参、生北芪、紫丹参等药,增添了益气活血、助表散寒的功效,广泛用于支气管哮喘、小儿百日咳、慢性支气管炎、特异性咳喘等病症的治疗。

6. 清热利肠汤

基础方为白头翁汤,药物组成:西洋参、生北芪、紫丹参、白头翁、川黄连、川黄柏、苦秦皮、蒲公英、金银花、车前子仁、生甘草。具有益气活血、清热凉血、解毒止痢的作用。适用于泻下脓血,里急后重,腹痛肛灼,渴欲饮水,舌质红,苔黄厚或腻,脉弦数或细数等症。"热利下重者,白头翁汤主之""下利欲饮水者,以有热故也,白头翁汤主之",白头翁汤具有清热燥湿、解毒止痢之功,主治热毒血痢证。清热利肠汤在白头翁汤基础上加西洋参、生北芪、紫丹参、蒲公英、金银花、车前子仁、生甘草等,增加清热凉血、解毒止痢之效,并具有益气活血的作用,广泛用于阿米巴痢疾、细菌性痢疾、急性结膜炎、急慢性胃肠炎及湿疮、淋证等肝经湿热、毒邪内蕴证的治疗。

7. 涤痰镇眩汤

基础方为苓桂术甘汤,药物组成:生晒参、生北芪、紫丹参、云茯苓、炒白术、化橘红、川桂枝、炮干姜、车前子仁、大枣、炙甘草。具有益气活血、燥湿化痰、通阳利水、健脾和中的作用。适用于胸胁支满,目眩心悸,气短咳嗽,舌质淡红,苔白滑、脉弦滑或细滑等症。"心下有痰饮,胸胁支满,目眩,苓桂术甘汤主之""夫短气有微饮,当从小便去之,苓桂术甘汤主之",苓桂术甘汤具有温阳化饮、健脾利湿的作用,可用以痰饮内停所致的眩晕、小便不利、胸胁支满等症,涤痰镇眩汤在苓桂术甘汤基础上加生晒参、生北芪、紫丹参、化橘红、炮干姜、车前子仁、大枣,意欲益气活血、通阳利水、燥湿化痰,广泛用于高血压眩晕、美尼尔氏综合征、脑震荡后遗症、心包积液、心力衰竭等病的治疗。

8. 益肾振阳汤

来源于八味肾气丸,药物组成:生晒参、生北芪、紫丹参、干地黄、怀山药、山茱萸、炒泽泻、牡丹皮、云茯苓、炮附子、生肉桂、炙甘草。具有益气活血、温补脾肾的作用,适用于腰及下肢冷痛,脚软或脚肿,阳痿早泄,小便不利,消渴,舌胖淡、苔白、苔少,脉虚细等症。"虚劳腰痛,少腹拘急,小便不利者,八味肾气丸主之",肾气丸具有温补肾阳、化气利水之功,适用于肾阳亏虚所致的腰痛、小便不利之证。益肾振阳汤在八味肾气丸基础上加生晒参、生北芪、紫丹参等药,增加了益气活血的作用,广泛用于肾病综合征、糖尿病、慢性肾炎、勃起功能障碍、前列腺肿大、老年痴呆等病的治疗。

9. 益气活血安神汤

基础方为酸枣仁汤,药物组成:西洋参、生北芪、紫丹参、酸枣仁、云茯神、龙眼肉、肥知母、正川芎、川郁金、生甘草。具有益气活血、养心安神、滋阴疏肝的作用,用于五心烦热,心神不安,失眠,盗汗或自汗,咽干口燥,头晕目眩,舌淡红,苔薄白或苔少,脉弦细或细数等症。"虚劳虚烦不得眠,酸枣仁汤主之",酸枣仁汤具有养肝宁心、清热除烦之功,适用于阴虚内热所致的虚烦不得眠证。益气活血安神汤在酸枣仁汤基础上加西洋参、生北芪、紫丹参、龙眼肉、川郁金等药,增加其益气活血、养心安神之效,广泛用于更年期综合征、顽固性失眠、抑郁症、心律失常、自主神经紊乱等病的治疗。

孙光荣教授在经方的基础上,应用平调阴阳、扶正祛邪的治疗原则,使人体阴阳趋于平衡,气血得以充实,经络保证畅通,邪气不干机体,形成了"中和医派",创造了九首"和方",为中医学的传承和发展做出了积极的贡献。

（四）祝之友教授论"小柴胡汤的煎煮方法"和"桂枝汤方中桂枝的用法"

1. 小柴胡汤的煎煮方法

由于治疗经验的积累和临床证治的需要,长期以来,中医方剂已发展有汤、酒、茶、露、丸、散、膏、丹、片、锭、胶、曲,以及条剂、线剂等多种内服、外服剂型。其中汤剂是应用最广、最常见的剂型。小柴胡汤作为伤寒论中的名方,受到历代医家的推崇。祝之友教授在多年的临床实践中不仅对小柴胡汤的应用提出了自己的独到见解,更发现了煎药时间的长短慢急和方法对临床药效之影响颇大。同样的方剂,不同煎煮方法即可取得不同的疗效。余有幸跟师祝教授学习,今特对小柴胡汤的煎煮方法总结经验如下,以供大家学习参考。

《伤寒论》小柴胡汤方为:"柴胡半斤,黄芩 3 两,人参 3 两,甘草 3 两,半夏半升,生姜 3 两,大枣 12 枚。左七味,以水一斗二升,煮取六升,去渣,再煎取三升,温服一升,日 3 次。"

小柴胡汤"煎后取汁去渣再煎",是《伤寒论》原著所言,其经典意义有:

(1)现代科学研究原理表明,煎后取汁去渣再煎,因浓缩增强了药汁的浓度,减少了服药剂量,同时提高了临床用药质量和临床疗效。小柴胡汤症,吐呕较甚而发热,所用药物煎后去渣再煎、浓缩,旨在增强药力,而且又防止因用量过多而不易受纳,饮入易吐之弊端。究《伤寒论》《金匮要略》,煎后取汁、去渣再煎的汤方有:半夏泻心汤、生姜泻心汤、甘草泻心汤、大黄牡丹汤、茯苓泽泻汤、大黄硝石汤、甘遂半夏汤、旋覆代赭汤、大柴胡汤、栀子生姜豉汤、干姜黄芩黄连人参汤等诸多方剂,所治均有呕吐之证。

(2)"煎后去渣再煎",能使各药物气味更加融溶,药性专一,体现中医用药之特色。后世探究仲景小柴胡汤精义,有"用小柴胡汤必去渣复煎"之说。如喻昌云:"盖少阳经用药有汗、吐、下三禁,故但取小柴胡汤以和之。然一药之中,柴胡欲出表,黄芩欲入里,半夏欲祛痰,纷纭而动,不和甚矣,故去渣复煎,使其药性合而为一,漫无异同,俾其不至偾耳。"徐灵胎亦云:"去渣再煎者,此乃和解之剂,再煎则药性合和充分,能使经气相融,不复往来出入,古圣但用药之妙,其煎俱有精义。"

(3)"去渣再煎",减少柴胡发表之力,去半夏之毒性。张锡纯云:"小柴胡汤证,原忌发汗,其去渣重煎煮,所以减柴胡发表之力,欲其但上升而不外达也。"

2. 桂枝汤方用肉桂不用桂枝

余读《伤寒论》总方 113 首,其中含桂枝汤方 37 首。所用桂枝汤方,在桂枝项下均脚注"去皮"二字,与今日所用桂枝有所区别,但与今之肉桂有所联系。

祝之友教授认为,仲景所用药物,基本沿袭《神农本草经》所载药物。桂枝一名在本草文献中首载于《新修本草》:"桂二种,唯皮稍不同。若筒桂老皮坚板无肉,全不堪用。其小枝皮薄卷乃二三重者,或名菌桂,或名筒桂。其牡桂嫩枝皮名肉桂,亦名桂枝。"考《神农本草经》未论及桂枝之名,只是在注文中云:"今人呼桂皮厚者,为木桂,及单名桂者,是一名肉桂,一名桂枝,一名桂心。"注文为后人所作,并非桂枝的最早出处,而且佐证了桂枝即肉桂。《唐本草》始,后世历代本草文献均记载:桂枝乃桂之枝上细皮。如宋《宝庆本草折衷》云:"桂枝,乃桂上细皮,其嫩小枝皮一名桂。"《本草衍义》曰:"本经止言桂,仲景又言桂枝者,盖亦取其枝上皮。"《汤液本草》云:"《本经》所谓菌桂,牡桂,板桂,厚薄不同,大抵细薄者为枝,为嫩,厚薄者为肉为老……然《本经》止言桂,而仲景又言桂枝,盖亦取其枝上皮也。"李时珍在其《本草纲目》牡桂项指出"牡桂……一名肉桂,亦名桂枝""菌桂……其嫩枝皮半卷多紫,而肉中皱起,肌理虚软,谓之桂枝,又名肉桂"。

考《伤寒论》所用桂枝汤方,"去皮"桂枝,与现代肉桂要去掉其木栓层非药用部分相吻合。古代医家用药最讲究修治。仲景所用桂枝,正如陈修园所指出的那样:"牡桂者即今之桂枝桂皮也……故仲景方中所用,俱是桂枝,即牡桂也。"为确保汤方剂量,仲景方言"去皮","非去枝上之皮"。如是,现今桂枝去掉皮部还有什么临床意义呢? 很显然,古代把桂之枝皮称为桂枝,把主茎及根皮称之肉桂。前者意在为生发之机,后者意为性热下达。正如《本草乘雅半偈》所言:"牡桂、枝皮为桂枝;干皮薄者为桂皮,厚者为桂……菌桂。亦以一皮之厚薄,分桂枝、桂心之差等。"考清代前本草文献,均言明:桂枝者乃今之肉桂。所以,《伤寒论》桂枝汤方中桂枝应为肉桂。

第四章 学术立论

一、策论

（一）论"少阳主枢"

按语："论'少阳主枢'及其临床意义"是笔者在国家中医药管理局优秀中医临床人才研修项目结业时的策论题目，现择其精要论述如下，以供飨用。

张仲景《伤寒论》少阳病篇中，首先对少阳病的脉证、临床表现及转归进行了具体的描述，使后人对少阳病有了具体认识。六经方证为临证论治之准绳，少阳主枢的方证应用又为六经病证论治之关键。若少阳功能异常，则开合失序，人体阴阳气机升降出入活动紊乱。现阐述如下。

1. 少阳主枢

《素问·阴阳类论》首论"少阳"云："一阳也，少阳也。"王冰注曰："阳气未大，故曰少阳。"因此少阳也可称为小阳。"枢机"作为名词提出约在明代，张景岳在注解"少阳为枢"时提出："少阳为枢，谓阳气在表里之间，可出可入，如枢机也。"《说文解字》曰："枢，户枢也。"《辞海》将"枢机"释为"事物运动的关键"。《素问·阴阳离合论》云："太阳为开，阳明为阖，少阳为枢……"；由此确定"少阳主枢"之说。张隐庵释曰："开阖者，如户之扉。枢者，户之转牡也。舍开阖不能转枢，是以三经者，不得相失也。"张景岳释曰："太阳为开，谓阳气发于外，为三阳之表也，阳明为阖，谓阳气虚于内，为三阳之里也。少阳为枢，谓阳气在表里之间，可出可入，如枢机也。"少阳具有枢机的功能，调节着太阳阳明的开合，是人体阴阳气机(包括津液精血等各种有形之质)升降出入的枢纽。

(1)少阳之说。一般来说,少阳包括手少阳三焦经、三焦腑和足少阳胆经、胆腑。

足少阳胆经起于目锐眦,上抵头角,下耳后,入耳中,至肩入缺盆,下胸贯膈,络肝属胆,沟通了肝胆之间的表里关系;其直行者从缺盆下腋,过季胁行身之侧,其经别入季胁之间,循胁里、贯心夹咽,沟通了心胆之间的联系。手少阳三焦经,其主干布于膻中,散络心包,穿过膈肌,依次属上、中、下焦,沟通了三焦之间的联系,其分支于目外眦交于足少阳胆经。头角、目、咽、胸、腋、膈、胁等皆是少阳经脉所过之处,其经脉受邪,则在这些部位出现相关证候。

胆腑有藏精汁、主疏泄、主决断、寄相火四大功能。胆腑所藏精汁由肝之余气所化,并受肝之疏泄功能所使而排泄有度,以促进阳明胃的受纳和降浊。

三焦腑乃元气之别使,水谷之道路,寄相火,司气化,主决渎而通调水道;既是水火气机的通道,又是气化的场所。《素问·灵兰秘典论》曰:“三焦者,决渎之官,水道出焉。”从功能上说,全身处处是三焦,全身无处不三焦,所以三焦功能是人体脏腑功能的综合。

纵观古今经典,“少阳”不单是代表三焦经、腑以及胆经、腑。由于内外相通,脏腑相连,因此又与手厥阴心包经及足厥阴肝经密切相关,张景岳说:“离则阴阳各其经,合则表里同其气”,而且少阳本义代表阳气初升之义,少阳之气不亢不烈,故对全身五脏六腑的新陈代谢都有温煦长养、激发推动、平衡调节作用。少阳为少火,朱丹溪《相火论》言:“天非此火不能生物,人无此火不能有生。”所以其阳气虽不至盛,但却是生命活力的生发之本。

(2)少阳为枢。阳经之枢。太阳经循于人体之背而主表,阳明经循人体之前而主里,少阳经循人体之侧主半表半里。少阳之气内可通于阳明之里,外可连于太阳之表,正如户枢之可开合也,诚如张景岳所说:“少阳为枢,谓阳气在表里之间,可出可入如枢机也。”

阴阳虚实之枢。《伤寒论》中三阳属实,三阴属虚,阳气转实转虚之枢亦在少阳,所以程钟龄说:“太阳阳明为表,太阴少阴厥阴为里,少阳居表里之间,谓之半表半里。”少阳作为人体阴阳出入之枢,掌握着全身阴阳的消长。

气机升降之枢。历来众多医家皆责升降之枢在于脾胃,其实并不尽然。首先,从脏腑的层面上看,《黄帝内经》明确地强调胆在调节全身气机方面的重要作用,“……凡十一脏皆取决于胆也”。李东垣认为:“胆者,少阳春升之气。春气升则万化安,故胆气春升,则余脏从之。所以十一脏皆取决于胆也。”脾胃为后天水谷运化之本,但土性敦阜,以安守为正。而木性曲直升展,其气刚利,擅于发散,中焦胆腑内藏精汁,既能升清,又可降浊。人体气、血、津液以及脏腑气机的升降运动亦以少阳(三焦)为通路和动力。少阳枢机运转,气、血、津液上下敷布适宜,脏腑气机升降如常,少阳枢机不运,气、血、津液上下敷布失宜,脏腑气机升降失常。

阳气之枢。少阳经、腑虽在人体的一侧,但少阳的阳气功能是作用于全身的,其阳气有温煦长阳、疏通气机、协调表里、调畅情志之功,外可以和太阳,内可以和阳明和太阴。少阳为人体全身阳气的出入之枢,控制着阳气的出入。少阳对阳气的枢利功能是与太阳、阳明二经的功能息息相关的,就像房屋的门一样,少阳经和腑就像门的轴是装在门的一侧的,门的外面比喻为太阳,可以抵御外来的风寒,门的里面比喻为阳明,可以保持屋内的温度,门轴的灵活运转关系着门的开合功能,所以称少阳主枢。

此外,少阳主枢还表现在精神调节上。精神的兴奋与抑制必须协调,协调的关键亦在少阳。枢机通利,气血平和,精神舒畅,反之,会表现出过度兴奋或过度抑制的病证。

少阳经虽在人体的一侧,但其调畅舒达,就能表气开达,里气和畅。胆腑功能正常,阳明之气可降,太阴之气可升,脾胃调和;三焦之气调畅,则太阳表气调和。其影响的部位,既不是单纯的表,也不是单纯的里,更不是一半表,一半里,但和表里皆有关,故后世称为半表半里,即少阳主枢。

(3)少阳之"半表半里"

中医学里的"表里"是相对而言的,并无明确的界限划分。《伤寒论》不以"表里"为纲,而以三阴三阳为纲,六经病皆有表证,亦皆有里证,而表里之病,形亦各异。《伤寒论》中的"表里"作部位解时就是指"内外"。如第45条"今脉浮,故在外"和第51条"脉浮者,病在表"所说的就是同一个意思。"表里"在中医学中不单是部位的划分,有更多的内涵,如清代著名医家周学海所说"有形体之表里,有经络之表里,有脏腑之表里,有气化之表里"。

"少阳为半表半里"并非张仲景《伤寒论》中所提出,而是后世医家在解读《伤寒论》过程中所创立的。"半表半里"的提法首见于金代医家成无己的《注解伤寒论》,其作为《伤寒论》最早的全文注本,对后世医家影响极大。到了明代,研究《伤寒论》的医家日渐增多,对六经的研究也提出更多新观点,方有执提出:"……邪入于躯壳之里,脏腑之外,两夹界之隙地,所谓半表半里,少阳所主之部位。"而这种提法也就慢慢演化成今天所熟知的"少阳为半表半里"。

三阴三阳是张仲景对于伤寒病不同发病类型的认识，而"表里"是在伤寒病发展过程中辨识疾病深浅的一种方式，窃以为少阳"半表半里"之说是从少阳阳气开合功能来说的，绝非形体结构上的从表到里的简单传变。

2. 少阳经病

经筋病证，主要指少阳经筋分布部位因邪气留滞，导致经筋束骨、利关节等功能障碍引起所在、所系形体官窍的病证。《灵枢·经筋》云："足少阳之筋……其病小趾次趾支转筋，引膝外转筋，膝不可屈伸，腘筋急，前引髀，后引尻，即上乘季胁痛，上引缺盆、膺乳、颈维筋急。从左之右，右目不开，上过右角，并跷脉而行，左络于右，故伤左角，右足不用"，"手少阳之筋……其病当所过者，即支转筋，舌卷。"治疗以"燔针劫刺，以知为数，以痛为输"。

经脉病证，主要指因邪气留滞、经气不利导致经脉循行部位及形体官窍的病证。《灵枢·经脉》说，手少阳经"是动则病耳聋浑浑焞焞，嗌肿，喉痹。是主气所生病者，汗出，目锐眦痛，颊痛，耳后、肩、臑、肘、臂外皆痛，小指次指不用"，足少阳经"是动则病口苦，善太息，心胁痛，不能转侧，甚则面微有尘，体无膏泽，足外反热，是为阳厥。是主骨所生病者，头痛，颔痛，目锐眦痛，缺盆中肿痛，腋下肿，马刀侠瘿，汗出振寒，疟，胸、胁、肋、髀、膝外至胫、绝骨、外踝前及诸节皆痛，小趾次趾不用"。治疗以"盛则泻之，虚则补之，热则疾之，寒则留之，陷下则灸之，不盛不虚，以经取之"。

少阳腑为病主要指邪气内犯，枢机失司，引起胆、三焦功能失常，导致相火内郁，气血水循环不利，脏腑功能失常的病证。具体在"枢机为病"中进行论述。

3. 枢机为病

少阳病的成因可由本经受邪，也可由他经传来，即太阳、厥阴之邪传入少阳。本经受邪多因素体虚弱，抗邪无力，外邪直接侵犯少阳而成，或邪从经入腑；《伤寒论》曰："血弱气尽，腠理开，邪气因入，与正气相搏，结于胁下。正邪相争，往来寒热，休作有时，嘿嘿不欲饮食。脏腑相连，其痛必下，邪高痛下，故使呕也。小柴胡汤主之，服汤已，渴者属阳明，以法治之"；他经传入者或因太阳失治、误治，胁下硬满，干呕不能食，往来寒热，尚未吐下，脉沉紧者，与小柴胡汤；或因三阴正气来复，脏邪还腑，阴病出阳，转出少阳。《伤寒论》曰："呕而发热者，小柴胡汤主之。"由于"少阳主枢"，故后世对少阳病的病机也往往用"枢机不运"来概括。

（1）少阳之为病。"少阳之为病，口苦，咽干，目眩也"为少阳病的提纲。柯韵伯指出："少阳居半表半里之位……盖口咽目三者，不可谓之表，又不可谓之里,是表之入里,里之出表处,所谓半表半里也。三者能开能阖,开之可见,阖之不见,恰如枢机之象,故两目为少阳经络出入之地,苦、干、眩者,皆相火上走空窍而为病也。"

口苦,咽干,目眩,是热郁少阳胆腑之象。胆腑藏精汁,主疏泄,寄相火,邪入胆腑,邪气从阳化热,胆热蒸迫精汁上溢,则口苦;郁火伤津,则咽干;足少阳之脉起于目锐眦,且胆与肝相表里,肝开窍于目,少阳木火循经上扰清窍,则头目眩晕。上述条文从胆火内蕴、伤津、上扰立论,揭示了少阳病胆热、气郁的特点。凡见此三证,则标志着病邪传入少阳。

往来寒热由正邪相争所致。少阳为一阳、小阳、幼阳、稚阳、嫩阳,如日初出,其阳气不亢不烈,其抗邪能力远不及太阳和阳明。寒伤少阳之经,正邪交争,互有进退,邪胜则恶寒,正胜则发热,故可致寒热往来。由于少阳主枢,其气常游走于太阳与阳明表里之间,邪犯少阳引起枢机不运,最常见的临床证候就是寒热变化,其特点就是往来寒热。成无己云:"邪自表传里之时,邪在表则寒,在里则热,今在半表半里之间,未有定处,故往来寒热。"此外,由于少阳为阳经,邪入少阳易从火化,故往来寒热以发热为主,即患者在恶寒时仍具有发热之证。

胸胁苦满。也是枢机不运的指征。少阳病之胸胁苦满,是由于邪热塑于少阳经脉,杂病之胸胁苦满则是气机郁滞,升降出入不利所致,故郁证亦常见此证。临床治疗郁证往往从肝胆木气入手即是明证。程钟龄说:"肝气郁结,五郁相因,当顺其性而升之,所谓木郁则达之,如逍遥散之类是也,此一方治木郁而诸郁皆解也。"

(2)少阳或然病。少阳病证还包括嘿嘿不欲饮食,心烦喜呕,或胸中烦而不呕,或渴,或腹中痛,或胁下痞硬,或心下悸,小便不利,或不渴,身有微热,或咳者等或然证。这些都是少阳经腑受邪、枢机不利的表现。

当少阳受邪或枢机不利,影响少阳功能的发挥,会影响阴阳的交替,影响睡眠。则如《灵枢·大惑论》云:"卫气不得入于阴,常留于阳,留于阳则阳气满,阳气满则阳跷盛,不得入于阴则阴气虚,故目不瞑矣。"

少阳受病时则阳气不宣,因而造成神失所养,出现懒(神疲乏力)、呆(反应迟钝)、变(性格改变)、忧(悲忧)、虑(多思多虑)等一系列神郁的症状。《伤寒论》曰:"伤寒五六日,中风,往来寒热,胸胁苦满,嘿嘿不欲饮食,心烦喜呕……"其中的"嘿嘿",指的就是外感病邪滞少阳,少阳升降失调表现在精神情志的一种病理状态的概况。

少阳气郁影响其他脏腑气机升降,其中最容易影响脾胃气机升降,脾胃郁滞则为纳呆,浊阴不降上逆则为呕吐泛酸。其中喜呕是少阳病的特征症状之一。

《黄帝内经》有云:"三焦者,决渎之官,水道出焉。"如果三焦郁滞,虽有肺气调节,仍水道不通,水液不行。水液郁滞于三焦,水液积聚变为邪气可为水饮,也可郁久生热或内有热邪则生成湿热。故少阳三焦不利,水道不调,则小便不利;水饮内生,水气凌心,则心下悸;水饮犯肺,肺寒气逆,则见咳。

少阳胆腑内寄相火,感邪则气郁,气郁则化火,足少阳经别过心脏,胆腑郁火循经上扰心神,则见心烦。少阳受邪,枢机不利,其病常可涉及上、中、下三焦。若邪郁胸胁,未犯胃腑,则见胸中烦而不呕;少阳气郁,横逆犯脾,脾络不和,则见腹中痛;少阳经脉气机结滞较重者,则见胁下痞硬。

少阳病易经、腑同病;易化火、易气郁;易生水、生痰、生饮;易兼太阳、阳明、太阴不和以及心胆不宁之证。可见于内科、外科、妇科、儿科等各种范围疾病,只要因少阳枢机不利,引起阴阳气机升降出入紊乱,不管提纲、主证或见证是否完备、典型,或是一些疑难杂病,均可纳入本病。诸多资料显示,现代医学的一些感染性疾病、慢性肾炎、高血压、心脏病、神经精神类疾病等,按少阳病诊治,均取得了良好疗效。

少阳主枢,枢机不利,开合失序,除表现为足少阳胆经、足少阳胆腑、手少阳三焦病变外,还可引起人体阴阳气机升降出入紊乱,从而引发全身多种病变。开合枢机学说是针对少阳枢机不利病证而形成的辨证论治理论体系。"柴胡派""中和派"都以调和枢机为大法,通过调节少阳枢机的太过与不及,达到恢复阴阳气血升降出入而治愈疾病的目的。小柴胡汤为少阳枢机之剂,是和解表里之总方。在开合枢机学说的影响下,针对不同的性质而衍生出许多小柴胡汤的加味方,广泛应用于临床的多种病症,对一些疑难奇病和亚健康病症用开合枢机学说指导治疗,能够取得良好的效果。合少阳枢机不利病机者用和法,有少阳病提纲病症者用和法,但见少阳病一症者用和法,病机显现不明、虚实寒热不清者用和法,病症治疗效果不佳者仍能用和法,男女老幼、外感内伤皆可应用和解枢机之剂。

（二）论"少阳主骨"

"肾主骨"与"少阳主骨"是《黄帝内经》关于骨生理病理的两种不同观点。前者侧重于藏象,并有广泛的临床应用;后者着眼于经脉,湮没已久,不为人知。

《灵枢·经脉》很清楚地记载了:"胆足少阳之脉……是主骨所生病者,头痛颔痛……胸胁肋髀膝外至胫绝骨外踝前及诸节皆痛……为此诸病,盛则泻之,虚则补之,热则疾之,寒则留之,陷下则灸之,不盛不虚,以经取之。"对于这段经文,张景岳释道:"胆味苦,苦走骨,故胆主骨所病。又骨为干,其质刚,胆为中正之官,其气亦刚,胆病则失其刚,故病及于骨,凡惊伤胆者,骨必软,即是明证。"景岳之论,从所属胆腑功能入手,符合中医"脏腑中心"的思维模式,骨质与胆气俱刚,即"质刚气亦刚",二者具有相通性。而足少阳经脉秉受胆的"刚气",正是在"刚"上对全身骨骼施加影响。换言之,足少阳经脉的功能与骨质强度有某种内在关系。这一内在的关系,又可从足少阳病理变化过程反证之。足少阳胆经与多种"骨病"存在一定关系,少阳经脉功能失常,可能出现"诸节皆痛",进而是"骨繇而不安于地"。

《灵枢·经脉》虽然依次罗列了足少阳连属的各部骨痛,但最后总结性提及"诸节皆痛"的概念。它是对多部位骨痛的归纳,又直指与"主骨所生病"的因果联系,其发生发展是少阳经功能失于调控所导致的。

少阳为枢,流通畅达,不郁不结,气机正常,气血津液运行通畅,筋骨得养,刚韧有度,使得各骨枢运转得利,动之刚柔。同时,骨之体,其质刚,方能支撑人形;骨之用,重在关节滑利,活动自如,感觉灵敏,协调平衡。骨之体存则骨之用强,骨之用弱则骨之体衰。

"少阳主骨"从生理病理、临床表现以至治疗,已形成系统的理论,说明当时对骨病的理论思维已上升到理性抽象的阶段。但是,由于此病症病程长、起病不明显,疼痛具有广泛、多样和不确定性,严重而"骨纵""骨繇",又变症蜂起,故极不易鉴别。这可能是"少阳主骨"未能流行于后世的主要原因。

就临床表现而言,"少阳主骨"强调两个特征:即"诸节皆痛"(全身多部位骨痛)和"骨繇而不安于地"。临床上多种风湿性疾病呈现了多关节疼痛症状,同时存在或多或少的"少阳证"。如果从"少阳主骨"角度分析、治疗,可试行之。

二、科研成果

麻黄附子细辛汤合四逆散加味治疗勃起功能障碍的临床研究
——2014 年荣获南阳市科学技术进步奖一等奖

勃起功能障碍(erectile dysfunction,ED)的病理机制目前尚未完全明了,可以明确的是与神经、内分泌、血管及心理和药物等因素相关。本课题组运用麻黄附子细辛汤合四逆散加味治疗勃起功能障碍临床疗效显著,具有标本兼治、长期疗效突出的优势,现将临床研究总结报告如下。

1　一般资料与诊断标准

选择 2008 年 8 月~2013 年 8 月南阳医专第二附属医院门诊勃起功能障碍患者共 111 例,年龄 20~68 岁,其中 20~29 岁 48 例,30~39 岁 24 例,40~49 岁 29 例,50~59 岁 8 例,60 岁及以上 2 例;病程 0~25 年,其中 0~2 年 35 例,3~5 年 37 例,6~8 年 17 例,9 年及以上 22 例。病情:轻度 37 例,中度 57 例,重度 17 例。在入选时均检验血常规、肝功能、肾功能,统计其年龄、婚否、结婚时间、既往用药情况等,参考勃起功能障碍国际指数问卷(IIEF-5)调查表评分标准评分,建立档案。

1.1　诊断标准

1.1.1　诊断标准依据:参照《中医病症诊断疗效标准》(中华人民共和国中医药行业标准　中医病证诊断疗效标准 ZY/T001.1—94)中阳痿的诊断标准,结合临床表现而确定。诊断标准:①原无勃起功能障碍,因各种原因继发,在性生活时阴茎不能勃起,或勃而不坚,不能进行正常性生活;②年龄以中青年为主;③多有房事太过或青少年期多犯手淫;④多有体虚感寒、情志受挫、所愿不遂的病史;⑤分别兼见不同证型的全身症状;⑥排除性器官发育不全引起的阳痿。

1.1.2　纳入标准:①未服用任何药物的情况下,在 4 天内尝试性交 4 次,有 2 次以上失败者;②年龄≥20 岁;③告知患者病情,所有患者均签署知情同意书,且在治疗期间均有稳定的性伴侣。

1.1.3　排除标准:①既往有乙醇中毒或药物滥用史;②原发性性欲低下;

③生殖器官存在结构功能异常;④既往曾行前列腺手术;⑤有严重内科疾病,如高血压、糖尿病、冠心病等;⑥严重肝肾功能异常者;⑦西地那非过敏者;⑧不能完成患者日记记录者。

1.2 病情轻重分级标准:按照(IIEF-5)问卷积分进行分级,正常:21~25分;轻度:16~20分;中度:11~15分;重度:5~10分。

2 观察方法及疗效标准

2.1 根据患者的治疗需求及随机数字表,随机分为治疗组和对照组。

治疗组:55例,年龄20~68岁,其中20~29岁22人,30~39岁9人,40~49岁17人,50~59岁5人,60岁及以上2人,平均(36.16±11.48)岁;病程1~15年,其中0~2年17例,3~5年17例,6~8年7例,9年及以上14例,平均(5.38±3.60)年;病情:轻度17例,中度29例,重度9例,平均(IIEF-5)积分(13.87±3.57)。

对照组:56例,年龄20~56岁,其中20~29岁26例,30~39岁15例,40~49岁12例,50~59岁3例,60岁及以上0例,平均(32.41±8.52)岁;病程1~25年,其中0~2年18例,3~5年20例,6~8年10例,9年及以上8例,平均(5.18±4.86)年;病情:轻度20例,中度28例,重度8例,平均(IIEF-5)积分(14.45±3.61)。

两组患者在年龄、病程和病情轻重程度等方面比较均无显著性差异,具有可比性($P>0.05$)。

2.2 主要疗效评价项目及安全性目标

根据(IIEF-5)问卷评估阴茎勃起及维持时间,以及性交满足度等,比较治疗前后勃起功能改善情况。测定睾酮、泌乳素及甲状腺功能,比较治疗前后血清激素水平。进行特殊检查:阴茎肱动脉指数,夜间阴茎勃起测定系统等进行治疗前后比较。

所有患者随访6个月,进入结果分析。

安全性指标:采静脉血标本进行肝、肾功等实验室检查排除肝肾功能损伤等,观察用药过程中患者有无过敏反应及胃肠道刺激等,如患者在用药观察中发生严重的不良反应则停止用药,记录终止原因,并进行分析。

疗效标准依据:按全国第三届中医男性病学术会议制定的标准拟定;将治疗前后(IIEF-5)问卷评分变化作为疗效判定标准。

疗效评定标准:治愈:症状消失,有性欲,性生活恢复正常,(IIEF-5)问卷评分>21分;好转:阴茎能举,能进行性生活,但时好时差,(IIEF-5)问卷评分>

16 分,治疗前后提高 > 5 分;无效:症状改善不明显,(IIEF－5)问卷评分 < 16 分,治疗前后提高 <5 分。

2.3 治疗组临床主要症状及兼证

本研究认为"阳痿"主要病机为肾阳不振,肝气不疏,宗筋失养,主要症状为阳事不举,举而不坚,旋即痿软,不能行房。患者除主症外,其兼证为以下六种:

肾阳亏虚:精神萎靡,畏寒肢冷,腰膝酸软,外阴部自觉凉感,大便溏薄,小便清长,夜尿多,舌淡胖,苔白润,脉沉细无力。

肾阴不足:倦怠乏力,口干,时有早泄、滑精,小便短赤,舌质红,脉细数。

湿热内蕴:下肢酸重,阴囊潮湿、瘙痒、臊臭,尿黄,解时不畅,余沥不尽,舌红,苔黄腻,脉沉滑数。

痰湿阻滞:形体肥胖,肢体倦怠,神疲思睡,痰多易咯,脘腹痞满,大便时溏,舌淡胖,苔白滑,脉滑。

气滞血瘀:有阴部外伤史或外阴、会阴、下腹部手术史,外阴、下腹部时有疼痛,痛处固定,舌质紫暗,或有瘀斑,脉弦沉涩。

心脾两虚:精神不振,面色无华,失眠健忘,胆怯多疑,心悸自汗,纳少,舌淡,苔薄白,脉细弱。

3 治疗方法

所有患者的治疗均由同一人负责,进行辨证、用药,以保证治疗的同一性。

两组治疗期间需戒烟酒、忌辛辣食物,避免劳累,保持良好的生活习惯;在药物治疗的同时,均给予性心理治疗和性行为治疗。

性心理治疗:①在治疗前医生应关心体贴患者,并向患者说明治疗的意义和步骤,取得患者的绝对信任和合作,治疗中应注意对患者隐私的保护;②鼓励配偶与患者共同参与性心理、行为治疗;③详细讲解性和性行为的有关健康知识,纠正患者一些错误认识,帮助患者及其配偶建立起健康的性观念;④结合患者的具体情况,进行针对性的心理分析和心理疏导,树立起治愈的信心。

性行为治疗:在良好的性心理治疗基础上,对患者及其配偶进行性行为治疗。通过循序渐进的训练,消除患者焦虑、紧张、怕失败的心理,使其能放松心理压力,集中体验性快感,以唤起性兴奋,达到良好的情感交流和沟通,进而完成满意的性交。具体的行为治疗分为以下几个阶段:与配偶的身体接触(双方裸体,互相触摸);与配偶相互抚摸除生殖器以外的区域(爱抚、亲吻,但不要接触生殖器官);包括生殖器在内的性敏感区抚摸(以触摸和爱抚性器官为主,但不要急于插入阴道,如在每次训练中出现阴茎勃起,则立即停止刺激);阴茎插入阴道但不进行抽动(目的是使阴茎插入阴道并维持勃起)和正常性交。

治疗组用麻黄附子细辛汤合四逆散加味为基本方,结合兼证进行治疗。

基本药物:生麻黄 6g,制附片 10g(先煎 30 分钟),细辛 6g,柴胡 12g,白芍 15g,枳壳 15g,葛根 15g,石斛 15g,甘草 6g,生姜 10g,大枣 6 枚为引药。兼肾阳亏虚者加巴戟天 20g、淫羊藿 20g;兼肾阴不足者加熟地黄 15g、枸杞子 15g;兼湿热内蕴者加萆薢 20g、薏苡仁 30g、黄柏 15g;兼痰湿阻滞者加僵蚕 10g、半夏 15g、茯苓 20g;兼气滞血瘀者加川牛膝 15g、蜈蚣 3g、郁金 15g、川芎 15g;兼心脾两虚者加人参 15g、黄芪 30g、当归 20g。

所有中药材均来自南阳医专第二附属医院中药房,为通过招标购进的优质中药材。患者所服中药汤剂均为南阳医专附属中医院煎药房煎制,每日 1 剂,每剂 700 ~ 800ml 水煎至 300 ~ 400ml,分 3 次,三餐后 2 小时口服。

对照组用枸橼酸西地那非片 50mg,房事前服用,每周服用 2 次,两次服药间隔时间不能少于 24 小时。枸橼酸西地那非片(万艾可):100mg[辉瑞制药有限公司,批准文号:H20020528,执行标准:WSI - (X - 010) - 2010Z]。

两组均连续用药 3 ~ 5 周,观察疗效,第 5 周末行肝功能、肾功能检查,进行(IIEF - 5)问卷评分。

4 样本计量及统计方法

采用 SPSS 14.0 统计软件进行分析,计量资料采用"均数 ± 标准差"表示,同一组治疗前后采用配对 t 检验,组间采用 t 检验,计数资料采用 χ^2 检验,以 $P < 0.05$ 为差异有统计学意义。

脱落病例按治疗无效病例统计分析。调查人员不参与患者的治疗与分组,负责治疗及分组者不参与测定评估。

5 结 果

5.1 两组服药 5 周后停药,进行临床疗效比较及(IIEF - 5)问卷评分比较

治疗组:临床治愈 20 例,好转 27 例,无效 8 例,总有效率 85.45%。

对照组:临床治愈 13 例,好转 24 例,无效 19 例,总有效率 66.07%。

治疗组疗效优于对照组,有统计学意义(表 1)。

两组在治疗后(IIEF - 5)问卷评分与初诊时比较,均有提高,在统计学上具有显著性差异($P < 0.001$)(表 2)。治疗组较对照组提高显著($t = 2.23$,$P < 0.05$)(表 3);治疗组积分绝对值较对照组也有所提高,有统计学意义。

表 1　治疗前后疗效比较[$n(\%)$]

组别	治愈	好转	无效	合计
治疗组	20(36.36)	27(49.09)	8(14.55)	55
对照组	13(23.21)	24(42.86)	19(33.93)	56
合计	33	51	27	111

($\chi^2 = 5.66, P < 0.05$)

表 2　治疗前后组间(IIEF-5)问卷评分对比

	治疗组	对照组
治疗前	13.87 ± 3.57	14.45 ± 3.61
治疗后	18.65 ± 3.53	17.13 ± 3.68
	$t = 20.6420$	$P < 0.001$

(配对 t 检验)

表 3　两组治疗前后(IIEF-5)问卷评分对比

组别	治疗前	治疗后
治疗组	13.87 ± 3.57	18.65 ± 3.53
对照组	14.45 ± 3.61	17.13 ± 3.68

($t = 2.23, P < 0.05$)

5.2　两组停药后 6 个月随访结果

治疗组:治愈 21 例,好转 11 例,无效 23 例,总有效率 58.18%。其中 41 例维持治疗后效果,症状明显改善,14 例停药后症状反复,但较治疗前减轻。

对照组:治愈 12 例,好转 8 例,无效 36 例,总有效率 35.72%。其中 19 例维持治疗后效果,症状改善,37 例疗效减退,维持治疗前状况。

结果治疗组疗效优于对照组,有统计学意义(表 4)。

表 4　治疗后 6 个月随访结果[$n(\%)$]

组别	治愈	好转	无效	合计
治疗组	21(38.18)	11(20.00)	23(41.82)	55
对照组	12(21.43)	8(14.29)	36(64.29)	56
合计	33	19	59	111

($\chi^2 = 5.63, P < 0.05$)

5.3　治疗组兼证分型及治疗分析

在治疗组中,40 岁以下人群病情相对较轻,主要兼证以湿热内蕴、心脾两虚及气滞血瘀为主,治疗后症状改善明显,其中心脾两虚及气滞血瘀型有效率100%;40岁以上人群肾阳虚症状明显,经过仔细辨证,依据病情,主要兼证为肾阳亏虚和肾阴亏虚,经过治疗,肾阳虚患者有效率87.50%,肾阴虚患者有效率78.95%。结果分析:在治疗中发现大部分患者病程较长,病情相对复杂,以"肾阳不振,肝气不疏,宗筋失养"这一病机为主线,选取麻黄附子细辛汤合四逆散加葛根、石斛为主方,根据兼证加减用药,能有效治疗阳痿。(表5)

表5 治疗组兼证分型及治疗结果[n(%)]

分型	治愈	好转	无效	合计
肾阳亏虚	3(18.75)	11(68.75)	2(12.50)	16
肾阴亏虚	6(31.58)	9(47.37)	4(21.05)	19
湿热内蕴	4(44.44)	4(44.44)	1(11.1)	9
痰湿阻滞	1(50.00)	0	1(50.00)	2
心脾两虚	4(66.67)	2(33.33)	0	6
气滞血瘀	2(66.67)	1(33.33)	0	3
合计	20	27	8	55

5.4 不良反应和脱落病例原因

治疗组患者在治疗期间均未发生皮疹、胃肠反应,无心动过速、异常勃起等反应,治疗后进行肝肾功能的实验室检查均未见明确异常。对照组患者用药后,20例患者出现明显面部潮红,其中3例较为严重,且出现胃肠反应,自行退出;5例患者阴茎异常勃起,但仍能坚持用药。其余患者虽有轻重不同的面红等不适感,均能足疗程用药,在治疗期间均未发生皮疹、胃肠反应。

本研究收集病例111例,其中脱落6例,脱落率为5.41%。治疗2例(3.64%),原因为失访;对照组脱落4例(7.14%),其中3例服药2周后因脸红、胃肠不适等症状自行退出,1例脱落原因为失访。6例脱落病例均纳入无效。

6. 讨论

近年来,随着生活节奏的加快和工作压力的增加,ED的患病率也呈现出不断增高、年轻化的趋势。

研究表明,吸烟、酗酒、肥胖和缺乏锻炼等生活方式均与ED的发生密切相关。通过改善生活方式,如戒烟、控制饮食和体重、身体锻炼等,可以使ED的发生率降低,阴茎勃起功能得到改善。但单纯依靠调整生活方式来改善阴茎勃起功能,往往需要较长的时间(2年以上);而在改善生活方式的基础上,联合治疗,阴茎勃起功能在治疗3个月后即可获得明显的改善。

6.1 勃起功能障碍的西医治疗现状和研究进展

1998 年正式上市的西地那非(Sildenafil)为选择性 5 型磷酸二酯酶抑制剂(phosphodiesterase type 5 inhibitors, PDE5 – Is),已经成为治疗 ED 的最主要的药物。目前最常用的治疗方案为按需服用,其不足之处除了费用高,尚缺少长期安全性方面的经验。他达拉非作为新的 PDE5 – Is,可通过每日服用治疗轻型勃起功能障碍,但可能引起肌痛和身体其他部位的疼痛。

5 型磷酸二酯酶抑制剂类药物不良反应最常见的是头痛,其次是皮肤潮红。最近有报道,5 型磷酸二酯酶抑制剂可能与听力损害有关,尤其是他达拉非。由于可能增加严重低血压的危险,5 型磷酸二酯酶抑制剂禁与硝酸盐合用。在使用 1A 型抗心律失常药(如奎尼丁和普鲁卡因胺)和 3 型抗心律失常药(如索他洛尔和胺碘酮)的患者,以及患有先天性 QT 间期延长综合征的患者,不建议使用伐地那非。

5 型磷酸二酯酶抑制剂治疗失败的常见原因为长期糖尿病或其他原因已造成患者的神经或血管严重损伤,同时由于脂肪饮食会影响西地那非和伐地那非的疗效,故而较容易引起胃肠道的不适。

目前用于临床治疗 ED 的其他方式还包括性心理治疗、改善生活方式、阴茎海绵体注射治疗、睾酮替代治疗、负压缩窄装置和手术治疗等。由于阴茎血管手术的总体效果不佳,目前总的趋势是应用减少。

随着 ED 的病理生理研究不断取得进展,新型药物研发、基因治疗研究以及以细胞为基础的再生医学研究和组织工程学研究等,为更加长期和有效地治疗 ED 带来希望。

6.2 勃起功能障碍的中医临症辨证现状和研究进展

由于地域不同及临床医师的个人经验不同,各家对阳痿的辨证治疗亦有所不同。但中医对阳痿的发病机制认识主要为五脏虚损、情志所伤及外伤致宗筋不用,阳器不举等。

一般认为青壮年患者多五脏坚实,肾气充盛,故其病多实多热,实热伤阴,可伴有阴虚,病位多在心、肝、肾;中老年患者多五脏渐衰,肾气渐亏,故其病多虚多寒,病位多在肾、脾,肾元衰惫,瘀浊之物停留络道,虚实夹杂;脑力劳动者劳伤心脾,暗耗心血,故其病多属心营亏虚,又兼忧愁善思,故多伴有肝郁;体力劳动者因其过劳,劳力伤肾,故多有肾虚;性情抑郁、多疑善感之人多气滞,以实为主;性格急躁之人多肝火,以实为主。从体质而言,形盛之人多痰湿,多虚寒;瘦薄之人多湿热,多虚火。

历代多数医家将阳痿责之于肾。肾主藏精,内寓真阴真阳,元阳亏虚,真元虚惫,失于温煦,或耗伤阴精,阴损及阳,则精气虚冷,命门火衰,导致勃起功能障碍。但这种理论不符合当今的勃起功能障碍病因规律,因为在当代社会,物质条件得到极大提高,生活条件得到较大改善,而社会关系更为复杂,勃起功能障碍病因规律也发生变化。秦国政等采用流行病学研究方法从医学、心理学及社会学等角度对勃起功能障碍中医发病学进行调研,结果表明房劳损伤已不再是勃起功能障碍的主要原因,情志之变才是当今勃起功能障碍的主要病因。王琦提出肾虚并非当今勃起功能障碍的主要病机。刘林锡等认为勃起功能障碍最基本的病理变化是肝郁、肾虚、血瘀,其中肝郁是主要的病理特点,肾虚是主要的病理趋势,血瘀是最终的病理趋势。所以抓主要矛盾,准确地辨证,针对病机治疗成了治疗的关键。

6.3 勃起功能障碍的中医治疗进展

中医把人看作一个整体,只有"精""气""神"充足,身体好,性功能才能真正好。以"整体观念"、"辨证论治"为指导思想的宏观诊治方法,在现代科学技术条件和社会要求下,被赋予了新的和更高的要求。根据整体辨证治疗观,提出ED的治疗关键是要把ED当成牵涉全身多系统调节的疾病,而不是单纯的一个症状。中药的临床应用是按照中医辨证论治原则,重视不同患者的个体差异,在治疗局部症状的同时,调节整体阴阳气血的平衡。临症变化较多,李铮等采用九天灵应散外洗治疗心理性阳痿,蔡振宇采用补肾活血法治疗功能型阳痿,吴宜澄、李淑玲、徐生荣、张惠臣等运用中药治疗男性勃起功能障碍疗效持久,副作用较少,在治疗合并性欲低下的患者时优势显著。

药理研究证明中药可作用于导致 ED 的多个病理环节,作用全面,副作用少,更适合于持续用药。

因此针对勃起功能障碍的不同情况,准确恰当地选择方式方法,能够取得更好的疗效。本临床研究以肾阳不振、肝气不疏、宗筋失养为主线,选取麻黄附子细辛汤合四逆散加葛根、石斛为主方,根据兼证加减用药,兼肾阳亏虚者加巴戟20g,淫羊藿 20g;兼肾阴不足者加熟地黄 15,枸杞子 15g;兼湿热内蕴者加萆薢20g,薏苡仁 30g,黄柏 15g;兼痰湿阻滞者加僵蚕 10g,半夏 15g,茯苓 20g;兼气滞血瘀者加川牛膝 15g,蜈蚣 3g,郁金 15g,川芎 15g;兼心脾两虚者加人参 15g,黄芪 30g,当归20g。用药 3~5 周后停药,连续随访观察 6 个月,评价其用药后短期效果及长期疗效,证实了中医药治疗阳痿的短期及持续作用,体现了中医药治疗的有效性。

6.4 麻黄附子细辛汤的研究及进展

麻黄细辛附子汤出自《伤寒论》301 条："少阴病,始得之,反发热脉沉者,麻黄附子细辛汤主之。"主治太阳、太阴两感证。方中麻黄解在外之风寒,附子助少阴之阳气,细辛在表助麻黄散寒,在里助附子温阳,药仅三味却可统领一身之阳气。故本方在临床应用甚为广泛。内科、外科、妇科、儿科、五官科,若见阳虚、阳气不通之症皆可应用。

麻黄附子细辛汤中,附子温少阴心肾阳气,细辛散少阴之陈寒,麻黄入心以舒通心阳,伍附子鼓动肾阳,故临床多用于治疗心阳不足,阳气鼓动无力之心血管及肺系疾患等。阳气不足不能蒸化水液,则会出现水液代谢失常的疾病,麻黄开肺气启上源,附子温肾阳助气化,三药并用以奏"开鬼门、洁净府"之功效。因此在男科疾病中也时有应用,宋力伟以本方合薏苡附子败酱散加味治疗慢性前列腺炎,黄崇松以本方增味治疗尿频、癃闭均有相关报道。

6.5 四逆散的研究及进展

性欲之起,阴茎之用,精液之化,与肝之疏泄密切相关;病理上,肝气郁结,肝经湿热,寒凝肝脉,均可导致肝之疏泄失司,气血运行受阻,阴器不用,而致男科诸疾。四逆散出自《伤寒论》,药虽四味,却可以运转枢机,透达阳气,使邪去郁开,气血调畅,用于男科,不论寒热虚实,皆可随症加减运用。陈志强、王慧敏、毛发勤等应用四逆散治疗阳痿皆取得良好效果。

6.6 麻黄附子细辛汤合四逆散加味的研究

"麻黄附子细辛汤合四逆散"用于治疗阳痿,在临床相关研究及文献查阅中未见相关记录,我们应用该方治疗阳痿达到启阳、解郁、润经的效果;加味葛根、石斛气平味甘,既有治痿独取阳明之功,又具制约附子等温热耗阴之效,且可滋润"禾苗";纵观全方能够达到"善补阳者,必于阴中求阳,则阳得阴助而生化无穷;善补阴者,必于阳中求阴,则阴得阳升而泉源不竭"的效果,从而使阴阳互助,生化无穷,不必虑及方中附子、细辛等大热大辛之品过于燥烈之害,更不必有白芍等品敛邪之虞。

7. 结论

勃起功能障碍是指男性持续或反复的阴茎勃起功能不良,出现不能获得或维持充分勃起而无法完成满意性行为的情况,中医称之为"阳痿"。勃起功能障碍是男性常见的难以启齿的"隐疾",会带来生活质量下降、家庭关系紧张等后果,给男性患者造成较大的身心痛苦。患者要求治疗的迫切心情与日俱增。

勃起功能障碍与社会、心理、生物等多方面因素密切相关。近 20 年来,勃起功能障碍的诊断与治疗已经取得突破性进展,先后有1型和5型磷酸二酯酶抑制剂的发明,极大地推动了勃起功能障碍的治疗,但仅能解决部分患者的勃起功能障碍,不能完全满足此类患者的需要。而中医药在这方面具有独到之处,能作用于全身整体,呈现多靶点效应,且疗效持久。

本研究认为忧愁、恼怒、思虑太过,或久病不愈、房事不慎、跌仆损伤等为导致阳痿的主因;且当今男人多郁证,心理障碍者司空见惯,因精神紧张、情志内伤、肝气郁结而引起的阳痿患者日渐增多,况阳痿之人,行房之时,心存忧虑,必致肝气不疏,即所谓宗筋失畅、"因郁致痿"。《黄帝内经》将阴茎称为宗筋,认为足厥阴之脉过"阴器",足厥阴、足少阴经筋均"结于阴器";足厥阴系肝所主,肝五行属木,足少阴系肾所主,肾五行属水;征之自然:禾苗得水则挺直强劲,阳光曝晒则萎弱干枯。肝肾皆郁,气机不畅,阴阳不谐,禾苗失养。鉴此,独辟蹊径,以"肾阳不振、肝气不疏、宗筋失养"为阳痿的主要病机。

通过本课题对照研究结果来看,两组治疗5周后停药,治疗组:临床治愈20例,好转27例,无效8例,总有效率85.45%;对照组:临床治愈13例,好转24例,无效19例,总有效率66.07%。临床疗效治疗组疗效优于对照组,有统计学意义($\chi^2 = 5.66, P < 0.05$)。两组在治疗后(IIEF - 5)问卷评分均有提高,治疗组较对照组提高显著($t = 2.23, P < 0.05$);治疗组(IIEF - 5)问卷评分绝对值较对照组也有所提高($t = 7.38, P < 0.05$)。两组停药后6个月随访结果显示,治疗组:治愈21例,好转11例,无效23例,总有效率58.18%。其中41例维持治疗后效果,症状明显改善,14例停药后症状反复,但较治疗前减轻。对照组:治愈12例,好转8例,无效36例,总有效率35.72%。其中19例维持治疗后效果,症状改善,37例疗效减退,维持治疗前状况。治疗组疗效优于对照组,有统计学意义($\chi^2 = 5.62, P < 0.05$)。

治疗组患者在治疗期间均未发生皮疹、胃肠反应等不良反应,治疗后进行肝功能、肾功能等实验室检查均未见明确异常。对照组患者用药后,20例患者出现明显面部潮红,其中3例较为严重,且出现胃肠反应,自行退出;5例患者阴茎异常勃起,但仍能坚持用药。其余患者虽有轻重不同的面红等不适感,均能足疗程用药,在治疗期间均未发生皮疹、胃肠反应。

治疗组所用麻黄附子细辛汤合四逆散加葛根、石斛为主方。方中麻黄附子细辛汤源自《伤寒论》,是温经通阳之剂,后世医家引用此方治疗男科疾病每获奇效,方中麻黄散寒邪、通气血,发越太阳之风寒;附子性大热,温通十二经;细辛温经达表,有助于阳气的振奋;全方又有中医"伟哥"之称,可温振肾中郁滞之阳气。四逆散有和解表里、疏肝理脾的作用，能疏肝解郁，发越郁阳，"以通为养"；方中柴胡疏肝解郁，枳壳宽中理气，芍药、甘草调理肝脾，令土木得和而气机流畅，善治肝脾失调、情志抑郁等证。两方合用，既散寒又疏肝，既温阳又解郁，药证相符，相得益彰；加味葛根、石斛气平味甘，都能滋养阳明津液，既有治痿独取阳明之功，又具制约附子等温热耗阴之效，且可滋润"禾苗"，而使阴阳互助。全方用药精要，用之则气机运转，易于初学者接受，临床便于推广。

麻黄附子细辛汤合四逆散加味治疗勃起功能障碍在临床疗效、（IIEF–5）问卷评分及长期疗效方面都明显优于西药治疗，患者依从性好，不良反应较少；既能提高患者的勃起功能和勃起质量，又能整体改善患者的临床证候，作用时间持久，充分发挥了整体调节作用。

该项研究能有效改善男性勃起功能障碍，从整体出发，着眼于局部，疗效显著，不良反应较小，减轻了男科勃起功能障碍患者的痛苦，提高了患者的生活质量，可复制性强，开辟经方治疗勃起功能障碍的最新方法，具有先进性、科学性、实用性；扩大了经方治疗男科疾病的范围。同时我们也将从不同层面、不同角度去认识麻黄附子细辛汤合四逆散加味，并将之用于多种男科疾病的治疗。

与国内外相关研究相比较，本临床研究存在以下几方面创新：一是突出中医药特色，从本论治，疗效持久、不良反应小；二是扩大了经方麻黄附子细辛汤及四逆散的适用范围；三是概括了当今勃起功能障碍的病机特点，即"肾阳不振、肝气不疏、宗筋失养"，冲破单一温肾补阳传统治法的圈子，以升阳、解郁、润津为主法，并结合临床兼证进行治疗；四是组方配伍精妙，配用石斛、葛根，有治痿独取阳明之功，且可滋润"禾苗"、阴阳互助，使阳得阴助而生化无穷；五是结合临床辨证与勃起功能障碍国际评分问卷表，个性化治疗，并能较为客观地评价治疗效果，诊治过程系统、科学，易于推广应用。

后　记

看着即将完成的书稿,感慨万千……

35 年前高考未能遂愿,为了跳出"农门"而带着遗憾选择了就读中专。为了追求人生目标,我刻苦钻研医学专业知识,一边工作,一边攻读医学专科、本科,并且能够通过全国优秀临床人才选拔进入中医"黄埔军校"深造,实现我杏林追梦的愿望。

这其中充满了酸、甜、苦、辣……

没有想到,我可以有此机会,把自己从事中医临床工作的心得体会、经典心悟及医案精选等内容,加以总结梳理,得以出版。特别是"医案精选",汇集了我研修期间的经验,并详细讲述了这些验案的诊疗思路、组方原理和使用技巧,希望有助于更多的同道,造福于更多的患者,尤其是男性同胞。

本书的编纂工作,得到了中原农民出版社医卫编辑室刘培英主任、张茹冰编辑,湖北知音传媒王建峰记者的大力支持。在此,特向老师们深表感谢!

由于水平有限,加之时间仓促,不足之处在所难免,恳请批评指正。